百姓科普系列丛书

科学用药保健康

肝胆疾病用药

常州市科学技术协会 组编
常 州 市 医 学 会 主编

东南大学出版社
·南京·

图书在版编目(CIP)数据

科学用药保健康:肝胆疾病用药/常州市科学技术协会组编,常州市医学会主编. —南京:东南大学出版社,2007.10

(百姓科普系列丛书)

ISBN 978-7-5641-0461-0

Ⅰ.科… Ⅱ.①常… ②常… Ⅲ.①肝疾病-药物疗法-普及读物 ②胆道疾病-药物疗法-普及读物 Ⅳ.R453-49

中国版本图书馆 CIP 数据核字(2007)第 153199 号

东南大学出版社出版发行
(南京四牌楼 2 号　邮编 210096)
出版人:江　汉
江苏省新华书店经销　　常州市武进第三印刷有限公司印刷
开本:787mm×1092mm　1/32　总印张:30　总字数:600 千字
2007 年 10 月第 1 版　2007 年 10 月第 1 次印刷
ISBN 978-7-5641-0461-0/N·4
总定价:48.00 元(6 本)

序

人类社会已经迈进知识经济时代，科学技术发展日新月异，经济全球化、新型工业化、城市化、信息化进程快速推进，新事物、新观念、新知识不断涌现。

改革开放以来特别是“十五”期间，我国经济持续、快速发展，党的十六届三、四、五中全会又进一步提出，落实科学发展观，大力推进自主创新，实现增长方式根本转变，坚持以人为本，构建和谐社会。随着江苏省及常州市“两个率先”的加快推进，广大城乡居民收入显著增加，人均寿命逐年提高，人们的物质生活越来越优越，对科学文化知识的需求也越来越多。这就要求人们不断学习科学知识，提高科学素养，弘扬科学精神，崇尚科学理念，确立科学文明健康的生活意识，才能跟上社会和时代的发展步伐。

为了更好地在广大普通百姓中普及科学知识，促进人民科学文化素质的提高，常州市科学技术协会经过精心策划和组织编写的《百姓科普系列丛书》与百姓见面了。该丛书由市科协组织有关单位和学会的专家、学者和科技人员共同编写，内容涵盖了卫生保健、饮食营养、心理健康、日常生活、环境保护、安全防范等多个专题，用通俗易懂的文字向百姓介绍与生活息息相关的科学知识，积极倡导科学、文明、健康的生活方式，唤起公众的环境意识、生态意识，丰富百姓的精神生活，提高和改善人们的生活环境、生活质量、生活水平。

《百姓科普系列丛书》全套30册，将分辑陆续出版。希望该丛书能为百姓开阔视野、丰富知识，拉近科学与公众的距离，唤起公众对科学的热情和兴趣，及时传播新理念和新知识，向社会贡献一点菲薄的力量。

鉴于丛书内容较多而编写时间有限，丛书内容中难免有疏漏不足之处，欢迎批评指正。

常州市科学技术协会主席

2005年12月20日

前言

党的十六大以来，党和政府正在努力构建经济繁荣、政治文明、文化昌盛、各项事业协调发展的和谐社会。在我市加快实现“两个率先”，建设全面小康社会宏伟目标的进程中，必须更加注重普及科学知识、倡导科学方法、传播科学思想、弘扬科学精神，让普通百姓分享现代文明成果。

随着医学科学技术的飞速发展和社会文明程度的普遍提高，人民群众的健康状况得到较大改善，但是提高人们的科学文化素质，普及卫生新科学、新知识，仍然是一项长期而艰巨的任务。卫生科学有着深刻的内涵和丰富的内容，我们期望使用通俗易懂的语言，通过深入浅出的讲解，帮助人们建立科学的自然观、生命观，了解生老病死的自然规律，普及常见病、多发病的防治与康复、健康教育与指导、公共卫生与疾病控制等方面的知识，促进科学、健康、文明生活方式的形成，提高人民群众的健康水平。

为此，我们组织有关医疗专家参与了《百姓科普系列丛书》卫生保健专题的编写工作，编写人员治学严谨，有着丰富的理论与实践经验，相关内容贴近群众和实际生活，有较强的知识性和指导性。我相信，我们的工作必定会对广大百姓的健康带来帮助，能成为百姓生活的良师益友也是我们的最大愿望。

常州市卫生局局长

2005年12月25日

目录

肝脏疾病

肝 炎

总 则

在肝脏病变中，肝炎是人群中发病率最高，危害最大的病种。

大多数的肝炎都是人体感染了病毒所引起的，称为病毒性肝炎。病毒性肝炎是由多种肝炎病毒引起的，以肝细胞炎症和坏死为主的一组传染病。主要通过粪—口、血液或体液传播。临床上以疲乏、食欲减退、肝肿大、肝功能异常为主要表现，部分病例出现黄疸，无症状感染也常见。按病原分，目前已发现的病毒性肝炎主要有五种类型，分别为甲、乙、丙、丁和戊型，其中甲型和戊型主要表现为急性肝炎，乙、丙、丁型往往是急性肝炎转化为慢性肝炎并可发展为肝硬化和肝细胞癌。

甲型病毒性肝炎是由甲型肝炎病毒（HAV）引起的一种肠道传染病，主要通过粪—口传播，呈全世界范围的分布，我国为高发区。1988 年曾在我国上海及周边地区暴发流行，患者达 30 万以上。甲肝急性发病时表现为发烧、怕冷、食欲下降、无力、肝肿大及肝功能异常，一般不转为慢性和病原携带状态。甲肝多发生于儿童和青少年，一般潜伏期为2～6周，自潜伏末期至发病后10天传染性最大。春冬季节是甲肝发病的高峰期。

乙型肝炎主要是通过输血及血液制品、不洁注射、不洁性行为及围产期母婴垂直传播感染。据以往的血清流行病学调查，我国人群中的乙肝表面抗原(HBsAg)携带率为10%，约1.2亿人，近年由于免疫接种工作的逐渐普及，我国乙肝病毒(HBV)感染率已有所下降。HBV感染患者中有约1/4的人最终将发展成为慢性肝病，包括慢性肝炎、肝硬化和肝癌。携带乙肝表面抗原的孕妇，其中约40%可直接通过母婴垂直传播使婴儿感染。新生儿感染HBV后，约80%～90%可成为慢性乙肝病毒携带者。也就是说，每年约有80万～100万新生儿成为乙肝病毒携带者，而其中的一部分婴儿于成年后可能发展为肝硬化或肝癌，直接影响下一代的健康。我国2002年起已正式将乙肝疫苗纳入计划免疫，对所有新生儿免费接种乙肝疫苗。

丙型肝炎主要通过输血及血液制品、静脉注射吸毒及不洁性行为等途径而引起传播。据丙肝感染自然史研究发现，急性丙肝感染后约50%～70%可转为慢性，20%的人最终发展为肝硬化或肝癌，且其演变为肝癌的速度较乙肝病毒引起者来得快。因此，丙肝病毒感染对人的危害性很大。

丁型肝炎是在乙肝的基础上发生的，丁肝病毒(HDV)与乙肝病毒常呈混合感染。感染后，易转为慢性肝炎及肝硬化，也容易发展为重症肝炎，死亡率极高。

戊型肝炎的传播途径与甲肝相同，国内已发生多起暴发流行，尤以新疆南部地区的流行最为严重。患戊型肝炎的孕妇病死率可高达10%～20%，此外，还常出现流产及死胎。

病毒性肝炎不仅直接影响人群的健康，甚至还会危及患者的生命安全。其所造成的直接和间接经济损失很大，严重地影响了患者的生活、工作和学习。

除了病毒性肝炎之外，还有非病毒性肝炎，包括自身免疫性肝炎、酒精性肝炎、药物性肝炎、中毒性肝炎、胆汁淤积型肝炎、吸血虫型肝炎等。

自身免疫性肝炎是患者自身免疫系统攻击肝脏引起的炎症和肝细胞坏死，是慢性和进展的。许多患者呈严重的黄疸、发热和肝功异常的表现，类似急性肝炎。大多发生在女性(70%)，年龄在15至40岁之间。患者通常有中到重度肝炎的表现，血清ALT和AST增高，伴AKP和γ-GT正常或轻度增高，有时出现黄疸、发热和右上腹疼痛，偶尔会出现关节痛、肌痛、多浆膜炎、血小板减少的表现。有些患者表现为轻度的肝功异常和实验室异常。其他表现为严重的肝功异常。

酒精性肝炎是指长期、大量的饮酒引起的肝细胞损害。长期大量酒精摄入可使肝细胞发生脂肪变性。临床表现为食欲不振、消瘦、黄疸，肝大有压痛，白细胞增高，血清胆红素及碱性磷酸酶升高，AST明显增高而ALT正常或轻度增高。

药物性肝炎，顾名思义，是由药物引起的肝炎。因为肝脏是药物进入人体后最主要的代谢、解毒的场所，特别是来自胃、肠等消化道和门静脉的药物，对肝脏的影响尤其严重。药物性肝炎由药物对肝脏的毒性作用、药物过敏反应、药物对胆红素代谢的影响、药物引起的溶血及蓄积中毒等因素造成，特别是不恰当地合用两种以上药物时，会出现相加作用，从而使毒性增强，酿成疾病，药物引起肝炎的症状表现酷似病毒性肝炎，有的类似“中毒性肝炎”。

胆汁淤积型肝炎指由多种原因所致的肝细胞分泌胆汁发生障碍,使胆汁分泌减少,导致正常数量的胆汁不能下达十二指肠,并使胆汁成分如结合胆红素、胆汁酸、胆固醇和碱性磷酸酶等反流至血液。临床上常可出现黄疸、皮肤瘙痒、大便灰白等症状。常见的疾病有病毒性胆汁淤积型肝炎、药物性胆汁淤积型肝炎和原发性胆汁性肝硬变等。

群英战肝炎

目前市场上治疗肝炎的药物很多,一般分为病因治疗药物和对症治疗药物两类。其中抗病毒药物和免疫调节药物为病因治疗药物,而对症治疗药物则包括降酶、退黄、保肝和抗肝纤维化等药物。

1. 抗病毒类

类别或通用名	商品名或常用名
干扰素 α	派罗欣、佩乐能、赛诺金、运德素、安达芬等
拉米夫定	贺普丁
阿德福韦酯	贺维力、名正、代丁
恩替卡韦	博路定

2. 免疫调节类

类别或通用名	商品名或常用名
胸腺因子 α_1	日达仙,迈普欣
胸腺五肽	
核糖核酸	
多糖类	黄芪多糖、猪苓多糖、香菇多糖

3. 降酶类

类别或通用名	商品名或常用名
联苯双酯	联苯双酯
双环醇	百赛诺
垂盆草制剂	垂盆草冲剂等
五味子制剂	五酯胶囊等

4. 退黄类

类别或通用名	商品名或常用名
腺苷蛋氨酸	思美泰
中药类	茵栀黄、苦黄糖浆、苦黄注射液等

5. 保肝类

类别或通用名	商品名或常用名
多种维生素	21-金维他、施尔康等
葡萄糖醛酸内酯	肝泰乐
能量合剂	三磷酸腺苷、辅酶 A、肌苷
甘草酸制剂	强力宁、甘利欣、甘草甜素片、天晴甘平

6. 抗肝纤维化类

类别或通用名	商品名或常用名
γ-干扰素	
虫草制剂	金水宝、百令胶囊
秋水仙碱	
中药类	鳖甲软肝片、小柴胡汤等

病毒性肝炎药物治疗原则

1. 急性肝炎

甲型与戊型：一般不转变成慢性，主要采取支持疗法和对症治疗，应注意不要滥用药物。孕妇患戊型肝炎时应密切观察，防止重症肝炎发生。

乙型：应认真区别是真正的急性乙肝还是慢性乙肝急性发作，前者处理同甲型肝炎，后者则按慢性乙肝治疗，特别要注重抗病毒治疗。

丙型：部分病例早期诊断尚有困难，要及早检查抗 HCV 和 HCV-RNA，诊断可疑者按甲肝处理，6 个月未愈者则按慢性丙肝处理。

2. 慢性肝炎

包括乙型、丙型、丁型。应根据患者的具体情况采用抗病毒、调整免疫、保护肝细胞、防止肝纤维化、改善微循环等方法进行中西医结合治疗。

3. 重型肝炎

应加强护理，进行监护，密切观察病情，采取阻断肝细胞继续坏死、促进肝细胞生长、改善肝脏微循环、预防和治疗各种并发症（如肝性脑病、脑水肿、大出血、肾功能不全、继发感染、电解质紊乱、腹水、低血糖）等综合措施并加强支持疗法。

怎样读懂肝功能化验单

肝炎患者在就诊时，通常都要检测肝功能。临床上检查肝功能的目的在于探测肝脏有无疾病、肝脏损伤程度以及查明肝病原因、判断预后和鉴别发生黄疸的病因等。因此，肝功能的定期检测对肝炎患者有着十分重要的意义。肝炎患者要想及时掌握自己的病情，就必须读懂肝功能化验单。

由于每家医院的实验室条件、操作人员、检测方法的不同，因此不同医院提供的肝功能检验正常值参考范围一般也不相同。因此，这里就不再罗列每个项目的正常值参考范围，仅就常用项目的中文名称、英文代码及有何主要临床意义作一介绍。

（1）反映肝细胞损伤的项目：常用血清酶检测为代表，包括丙氨酸氨基转移酶（俗称谷丙转氨酶，ALT）、门冬氨酸氨基转移酶（俗称谷草转氨酶，AST）、碱性磷酸酶（ALP）、γ－谷氨酰转肽酶（γ－GT 或 GGT）等。在各种酶试验中，ALT 和 AST 能敏感地反映肝细胞损伤与否及损伤程度。各种急性病毒性肝炎、药物或酒精引起急性肝细胞损伤时，血清 ALT 最敏感。

（2）反映肝脏分泌和排泄功能的项目：包括总胆红素（T－Bil）、直接胆红素（D－Bil）、总胆汁酸（TBA）等的测定。当患者患有病毒性肝炎、药物或酒精引起的中毒性肝炎、溶血性黄疸、恶性贫血、阵发性血红蛋白尿症及新生儿黄疸、内出血等病症时，都可出现总胆红素升高。直接胆红素升高说明肝细胞处理胆红素后的排出发生障碍，即发生胆道梗阻。如果同时测定 T－Bil 和 D－Bil，可以鉴别诊断溶血性、肝细胞性和梗阻性黄疸。

（3）反映肝脏合成储备功能的项目：包括前白蛋白（PA）、白蛋白（ALB）、胆碱酯酶（CHE）和凝血酶原时间（PT）等。它们是通过检测肝脏合成功能来反映其储备能力的常规试验。前白蛋白、白蛋白下降提示肝脏合成蛋白质的能力减弱。当患者患各种肝病时，病情越重，血清胆碱酯酶活性越低。如果胆碱酯酶活性持续降低且无回升迹象，多提示预后不良。肝胆疾病时 ALT 和 GGT 均升高，如果同时 CHE 降低者为肝脏疾患，而正常者多为胆道疾病。另外 CHE 增高可见于甲亢、糖尿病、肾病综合征及脂肪肝。凝血酶原时间（PT）延长提示肝脏合成各种凝血因子的能力降低。

（4）反映肝脏纤维化和肝硬化的项目：包括白蛋白（ALB）、总胆红素（T－Bil）、单胺氧化酶（MAO）、血清蛋白电泳等。当病人患有肝脏纤维化或肝硬化时，会出现血清白蛋白和总胆红素降低，同时伴有单胺氧化酶升高。

（5）反映肝脏肿瘤的血清标志物：目前可以用于诊断原发性肝癌的生化检验指标只有甲胎蛋白（AFP）。甲胎蛋白最初用于肝癌的早期诊断，它在肝癌患者出现症状之前 8 个月就已经升高，此时大多数肝癌病人仍无明显症状，这些患者经过手术治疗后，预后得到明显改善。现在甲胎蛋白还广泛地用于肝癌手术疗效的监测、术后的随访以及高危人群的筛查。不过正常怀孕的妇女、少数肝炎和肝硬化患者、生殖腺恶性肿瘤患者的甲胎蛋白也会升高，但升高的幅度不如原发性肝癌。另外，有些肝癌患者的甲胎蛋白值可能是正常的，故应同时进行影像学检查如 B 超、CT、磁共振（MRI）和肝血管造影等，以此增加诊断的可靠性。

肝功能是多方面的，同时也是非常复杂的。由于肝脏代偿能力很强，加上目前尚无特异性强、敏感度高、包括范围广的肝功能检测方法，因而即使肝功能正常也不能排除肝脏病变的可能。特别是在肝脏损伤早期，许多患者的肝功能试验结果均正常，只有当肝脏损伤达到一定的程度时，才会出现肝功能试验结果的异常。同时肝功能试验结果也会受实验技术、实验条件、试剂质量以及操作人员等多种因素影响，因此肝功能试验结果应当由临床医生结合临床症状等因素进行综合分析，然后再确定是否存在疾病，是否需要进行治疗和监测。

合理选用肝炎药物

目前，治疗肝炎的药物比较多，由于药物大多在肝脏代谢，过多的用药反而会增加肝脏负担。因此，合理用药对肝炎患者尤为重要。其原则主要体现在以下几个方面：

1. 适当的药物

根据疾病与患者机体条件，权衡多种因素的利弊，选择同类药物中最为适当的药物。例如，早期肝硬化患者，选择抗病毒联合抗肝纤维化药物同时使用，疗效最好。

2. 适当的剂量

药物的剂量要既能发挥好的疗效，又要最大限度地避免药物不良反应。如干扰素治疗乙肝非常普遍，对剂量的把握就要十分讲究。如果剂量太小，难以奏效；如果剂量太大，药物毒副作用过强，患者难以承受。一般认为中国人的合适剂量为500万～600万U，隔日1次使用。

3. 适当的时间

要根据不同药物的半衰期和药物在体内代谢的规律来选择合适的服药时间。例如，长效干扰素每周使用1次，可以确保一周内患者血液中药物浓度基本保持在有效范围内，可以给患者减少痛苦和麻烦。

4. 适当的给药途径

一般来讲，静脉滴注不被轻易提倡采用，应综合考虑用药目的、病人自身身体状况以及安全、经济、简便等因素决定是否采用。而口服给药既便利，又经济，患者还少受痛苦。

5. 适当的病人

治疗乙肝强调个体化、因人施治的原则。如干扰素的治疗对象，一定要是病情处于转氨酶升高、乙肝病毒复制指标阳性的患者，重度或重型的乙肝患者不宜使用干扰素治疗。

6. 适当的疗程

按照治疗学原则，规定药物治疗的周期。抗病毒治疗和抗肝纤维化治疗都是需要长期坚持不懈的，疗效明显时，不能擅自停药，必要时应延长治疗，以获得稳定持久的疗效。例如用干扰素治疗乙肝，疗程需要 1 年；用拉米夫定等核苷类药物治疗乙肝疗程需 1 年以上。但有些药物却不宜长期使用，要避免延长给药时间，减少蓄积中毒、病毒耐药性、药物依赖性等不良反应的出现。例如乙肝患者一旦感冒发烧，抗病毒和抗感染药物使用一定要采取"短平快"原则，做到病除药止。

病毒性肝炎的中医药治疗

传统中医将病毒性肝炎按辨证施治原则归类为黄疸、胁痛、肝瘟等证治范畴。认为外感湿热之邪蕴于中焦，熏蒸肝胆，引发各种症状，疾病由表入里，自气分伤及血分，临床过程各异。

目前，临床已经证实中药在保肝、抗肝纤维化、推迟肝硬化的形成和预防肝癌的发生等方面都有较好疗效。

1. 急性病毒性肝炎

急性病毒性肝炎属于中医黄疸、胁痛症，也称肝瘟，临床辨病与辨证相结合，其证治原则适用于各种由嗜肝病毒引起的肝炎急性期。还包括部分病毒携带者发病和慢性肝炎复发病例。

（1）急性黄疸型肝炎：证属湿热蕴结肝胆，中焦不运，治则清热解毒，通利肝胆湿热。方药茵陈胃苓汤、栀子柏皮汤加减：茵陈、金钱草各 30 g，赤芍、苡仁、车前草子各 15 g，栀子、连翘、茯苓、黄柏各 10 g，大便干燥加大黄 10 g，呕恶重加法半夏 10 g，竹茹 6 g，胁痛加川楝子、郁金、延胡索各 10 g。

（2）急性无黄疸型肝炎：热象不重或湿重于热，治则利湿化浊，清肝和胃。方药茵陈胃苓汤加减：茵陈 30 g，苡仁、茯苓、丹参各 15 g，猪苓、藿香、白术、蔻仁、郁金、泽泻、虎杖各 10 g，随证加减同上方。

（3）淤胆型肝炎：各种病毒均可引起，高黄疸，病程长，预后好。中医辨证与急性黄疸型多有相似，唯湿热之邪更重，且淤滞在血分，因此治疗用药加清利血分药物。常用复方煎剂处方：茵陈 30 g，栀子、黄柏、茯苓、车前草子各 10 g，丹参、赤芍各 30 g，茜草、当归各 10 g，无热象者可加桂枝 10 g。近年有学者提倡凉血活血，重用赤芍取得较好疗效。根据临床及病理研究，淤胆型肝炎是胆汁排泌部分功能障碍为主，缺乏特异性治疗，病程可长达 3～6 个月。中药的治疗是通过改善肝脏微循环，提高胆红素的摄取、结合、转运和排泄功能，临床用药为利胆、利尿、阻断肠肝循环等为主，约半数病例使用肾上腺皮质激素可有良效，两周无效者即应采用中药治疗。常用中成药：大黄䗪虫丸、复方丹参滴丸等常配合用退黄疸药物，前者含大黄，脾虚腹泻者慎用，治疗期间大便每日 2～3 次，病人应可耐受。

2. 慢性病毒性肝炎

慢性肝炎按病原分型为乙型、丙型、乙丁混合型等。中医临床以所见症状辨证施治，注重全身情况，分析正邪交争，协调脏腑功能，通常按以下五种证型施治。

(1) 湿热蕴结型：病人一般有轻中度黄疸，邪实而正气未虚，乏力、纳差均不甚重，病程不长或复发，证治原则可参考急性黄疸型肝炎及淤胆型肝炎。

(2) 肝郁脾虚型：口苦纳差，肢体倦怠，胁下胀闷，尿黄，腹胀，大便溏，湿热不尽，脾气已虚，治则健脾疏肝辅以清利湿热。方药逍遥散加味：白术、茯苓、柴胡、郁金、当归、白芍、蚤休各 10 g，茵陈 20 克，焦三仙各 10 g。

(3) 肝肾阴虚型：手足心烦热，头晕耳鸣，腰膝酸软，口干咽燥，尿黄，便干。治则滋补肾阴，养血柔肝。方药：沙参 15 g，麦冬、枸杞子、生地、女贞子、旱莲草、当归、山药、茯苓、白芍各 10 g，甘草 6 g。

(4) 淤血阻络型：面色晦暗，肝掌、蜘蛛痣均可出现，肌肤干燥，肝脾肿大，治则补气养血，活血化淤，软坚消痞。方药：党参 15 g，丹参 15 g，鳖甲、柴胡、生地、丹皮、赤芍、归尾、茜草各 10 g，茵陈 15 g，白茅根 20 g，甘草 6 g。

(5) 脾肾阳虚型：畏寒肢冷，倦怠乏力，时有下肢浮肿，便溏，治则温阳补肾，健脾化湿。方药：制附片 6 g，党参、炒白术、茯苓、生苡仁、山药各 10 g，干姜 6 g，陈皮、大腹皮、猪苓各 10 g，甘草 6 g，下肢浮肿重者可加泽泻 10 g，车前子 15 g。辩证处方水煎剂可视病症变化加减。

合理应用肝病辅助治疗药

对于大多数慢性肝病，由于其病变过程一般已不易消退或逆转，治疗上除了用抗病毒药物外，可以采用一些肝病辅助用药，尽可能减少已有的病变，阻止病变的继续进行，以保护肝脏的剩余功能。

应用肝病辅助治疗药时要注意以下几点：

1. 补充维生素和微量元素

肝病患者常常伴有不同程度的营养不足，可通过饮食疗法来纠正，一般不需要药物治疗。但对于有严重营养不良、维生素缺乏、进食量甚少或长期静脉内补液的患者，应额外补充维生素（维生素B、C、E等）、矿物质和微量元素（铁、锌、钙等）。

2. 保护肝脏的储备功能

对于肝病患者要尽可能保护病变肝的剩余储备功能，使其不至于被进一步削弱。一方面用药保护肝细胞，促进肝细胞的再生，或改善肝内微循环，减少纤维化；另一方面要避免加重肝脏的负担，防止肝脏进一步受到损害。

3. 防止增加药物对肝脏的毒性和不良反应

各种药物进入人体后，一般均由肝脏代谢和解毒，过多地服用药物一是增加肝脏的负担，二是有些药物具有肝毒性，会损伤肝细胞。因此，应慎重选择药物，尽量不服不必要的药物。

4. 选择合适的中成药

目前我国已上市的治疗肝病的中成药有数百种，主要功效有清脏腑热、疏肝解郁等，可适当选择疗效确切的品种服用。

5. 防止疲劳或过度劳累

注意休息，饮食宜清淡，适量补充蛋白和糖。

警惕药物性肝病

药物性肝病是指由于药物和(或)其代谢产物引起的肝脏损害。是常见的肝病之一。近年来,随着药物种类的不断增多,新品种的广泛使用,引起肝脏损害的药物也相应增加,药物性肝病患者的人数约为临床肝炎患者的30%。有些药物性肝病长期不愈,甚至危及生命,对此必须引起高度重视。

药物引起肝病的原因一般有以下几个方面:

(1) 药物及其代谢产物直接对肝脏产生毒性作用,使肝细胞膜及细胞骨架被破坏,或使核酸转化和突变而致肝细胞死亡。

(2) 某些药物干扰细胞代谢的某些环节,如抑制酶的活性或阻碍某一分泌过程,造成肝功能退化。

(3) 有酶诱导剂作用的药物可加速药物本身及其他药物的代谢,产生更多毒性产物而损害肝细胞;有酶抑制剂作用的药物可提高其他药物的浓度,增加其毒性或使药物在肝内蓄积,造成肝损害。

(4) 药物及其代谢产物所引起的过敏反应,通过细胞免疫或体液免疫,造成肝细胞被免疫系统识别杀伤,肝功能受损害,甚至引起重症肝炎。

药物性肝病既可以发生在以往没有肝病史的健康者身上,也可以发生在原来就有严重肝病的病人身上。具体到个人,用药后是否发生肝损害,除了药物本身的因素外,还与个人体内肝药酶的情况有关,因此存在一定的个体差异。

导致患者患药物性肝病的原因大致有以下几个方面:

(1) 为了治疗疾病,服用了肝毒性药物。这种情况十分多见，例如糖尿病病人使用降糖药，结核病病人使用抗结核药，脏器移植病人使用免疫抑制剂等。这些药物对肝脏均有一定的损害，患者容易患药物性肝病。

(2) 患者自己乱用药。有病不找医生，自己去药店买药，不考虑药物的不良反应，买来就用，极易造成药物性肝病的发生。

(3) 轻信广告，购买假药。广告中宣传的药物多半未经国家药监部门审核，没有正规批准文号，药物中的成分对肝有损害的可能性很大。

(4) 用药品种过多，造成重复用药。典型的例子就是感冒药的重复使用。许多感冒药里都包含有乙酰氨基酚这种具有解热镇痛作用的化学成分，如果同时吃了多种感冒药，总剂量在不知不觉中已大大超量；再比如中西药物混合使用，中药制剂中添加了西药，这时再联合西药，服用的药量就会超标。

(5) 单次用药剂量过大。为增强疗效，盲目迷信"剂量大，药劲猛"的不科学用药思想，自行加大服药剂量，人为造成单次用药剂量过大，造成肝脏受损。

药物性肝病根据其临床特征的不同，可分为急性和慢性两种类型。急性药物性肝病症状明显，容易被发现和确诊，常有发热、乏力、食欲不振、皮疹、瘙痒等症状，部分患者还可能出现黄疸、关节痛、淋巴结肿痛等症状。病情严重者，可能发生肝衰竭，出现进行性黄疸、出血倾向和肝性脑病，甚至导致死亡。而慢性药物性肝病可无症状或仅有轻微的不典型症状，如：乏力、易疲倦、食欲不振等，肝硬化后可出现面色灰暗、腹水、下肢浮肿等。极容易被忽略或误诊而延误治疗时机。

能引起不同程度肝损害的药物至少在200种以上，其中以中枢神经药物（如氯丙嗪、异丙嗪、氟烷等）、抗结核药物（如利福平、异烟肼等)、抗感染药物(如四环素、氯霉素、磺胺类等)、解热镇痛药物(如阿司匹林、消炎痛、保泰松等)、抗肿瘤药以及避孕药物最为常见。其他如降血糖药、抗甲状腺药、降脂药(安妥明、血脉宁、门冬酸胺酶)等也可造成肝损害。

很多人以为中草药安全性高,毒副作用少,很少引起肝损害。可近年来中草药所致的不良反应逐年增多,引起肝损害的病例也逐年增多。如小柴胡汤中的柴胡、生蛇胆,某些治疗"乙肝"的祖传密方等。究其原因,除了培植药材时农药的残留及品种混淆等因素外,中草药本身的毒副作用也不可忽视。

药物性肝病防治策略

药物性肝病危害很大。在用药时,患者应注意以下几个方面:

(1)对药物性肝病要保持高度的警惕性,应尽量了解所用药物的性能和不良反应,尽量少用或不用肝毒性药物。

(2)不符合治疗药物的适应证时,千万不能勉强用药。一般来说,有肝损伤的药物,在其说明书上都有注明,患者在服用时要注意阅读,严格按用药说明剂量用药,未征得医生同意,严禁擅自加大药量。

(3)对药物有过敏史及肝功能不全的病人,用药更要谨慎,尽量少用药。一方面,医生要注意询问患者的药物过敏史,凡属过敏体质者,药物的选用、剂量、给药途径等应倍加慎重;另一方面,患者一定要严格掌握药物剂量,用药前应了解其毒副作用,就诊时应把肝功能受损的病情告诉医生,以便医生根据情况减小药量、延长用药间歇期或者选用对肝脏影响较小的药物。对必须用药者,尽量选用同类药物中肝毒性较小的药物，或用其他药物代替。非用不可者，可短期或交替使用，注意对肝功能的监测。

(4) 联合用药时，需要考虑到药物的相互作用，避免肝损坏的叠加和加强作用。

一旦发生药物性肝病，应该立即停用与肝损害有关的或可疑的药物，并注意观察患者在几天内病情是否得以改善，有一些药物在停药后几周内病情仍可继续加重，并需要数月的时间才能康复。患者同时应卧床休息，减少活动，给予足够的热量与蛋白质、维生素，饮食不佳者可予静脉输注葡萄糖，加速药物的排泄。多数药物性肝损害的治疗与病毒性肝炎相同，采用保肝药物、维生素类药物、降酶药等。深度黄疸者应静脉滴注退黄药物，如中药茵栀黄等，并维持电解质平衡；明显胆汁淤积者可试用强的松治疗；并发肝衰竭的患者应给予相应的处理，可采用人工肝或人工肾清除药物，并应用相应的解毒剂；引起肝硬化者按肝硬化进行治疗。

根据引起肝脏中毒的具体药物种类，还可使用对症的解毒药物，如异烟肼引起的药物肝病，可用大剂量的维生素 B_6 静脉滴注。对于过敏体质、黄疸较重者，可以使用肾上腺皮质激素，待病情改善后，逐渐减量。

乙肝用药简单至上

目前，医学界尚未找到可以彻底清除乙型肝炎病毒的特效药物，所以对于乙肝的治疗仍然缺乏统一的标准用药。也正因为如此，市面上各种治疗乙肝的药物特别多：有西药，也有中药；有单方，也有复方；还有中西医结合疗法。再加上大量针对乙肝的医药广告，作为普通乙肝病人或其家属，对如何选择乙肝用药常会感到茫然而无所适从。

并不是所有的乙肝病毒感染者都需要用药，如果仅仅表现为血液检查乙肝表面抗原 HBsAg 阳性，没有任何症状，肝脾大小正常，转氨酶正常，通常不需要药物治疗，但需要定期检查肝功能，一般每隔半年检查一次为宜。一旦发现肝功能异常，则需要及时给予适当的药物治疗。

药物的治疗遵循简而精的原则。对于急性肝炎与慢性肝炎的用药是不同的。由于急性乙肝的病程经过有很大的自限性，所以治疗应该简单一些，以保护肝细胞和促进黄疸消退为基本原则，不能进食或食欲很差的患者可适当静脉补液，辅以维生素的补充。由于大多数药物的代谢都在肝脏进行，过于繁杂的用药，势必加重本来已有疾病的肝脏负担。

慢性乙型肝炎的治疗主要包括两个方面：抗病毒和保护肝细胞的治疗。乙肝病毒是导致肝功能受损、肝硬化等很多后果的元凶，因此，只要病毒 DNA 呈阳性，转氨酶异常，肝脏有炎症，就应该首选抗病毒治疗。病毒活动停止了，DNA 和 E 抗原转阴，转氨酶就会恢复正常。许多患者甚至医生在治疗乙肝时，常先进行降酶，这是不科学的，除非转氨酶在正常数值的 10 倍以上，否则应该首选抗病毒。抗病毒治疗的目标为抑制 HBV 复制，改善肝组织病变，防止肝硬化和肝癌的发生。由于乙型肝炎病毒的抵抗力很强，抗病毒治疗必须坚持足够的疗程，至少在 12 个月以上。保护肝细胞则可选用各种具有降低转氨酶作用的制剂。临床上常用的降转氨酶药物有联苯双酯、双环醇及五味子制剂、垂盆草、山豆根和甘草制剂等。

应该指出，药物治疗只是乙肝治疗的一个方面，除了药物，保证足够的休息，避免过度疲劳；合理的营养与饮食；避免饮酒;避免应用损害肝脏的药物等也很重要。

小贴士:

什么叫乙肝"两对半"?

乙肝"两对半"是指临床检查乙肝病毒(HBV)最常用的五项血清标志物:乙肝表面抗原(HBsAg)、乙肝表面抗体(抗-HBs)、乙肝E抗原(HBeAg)、乙肝E抗体(抗-HBe)和乙肝核心抗体(抗-HBc)。

检测乙肝"两对半"的作用:

(1) 判断有无HBV感染;(2) 判断HBV感染者传染性的大小;(3) 作为慢性乙肝患者抗病毒治疗及疗效判断的依据之一。

"大三阳"、"小三阳"是什么?

HBsAg(+),抗-HBs(-),HBeAg(+),抗-HBe(-),抗-HBc(+):俗称"大三阳",表明有HBV感染且病毒复制活跃,传染性较强。

HBsAg(+),抗-HBs(-),HBeAg(-),抗-HBe(+),抗-HBc(+):俗称"小三阳",表明有HBV感染但病毒复制相对静止,传染性相对较弱;但如果HBV-DNA检查结果仍为阳性,则提示可能发生病毒变异,"小三阳"仍有传染性。

友情提示:

乙肝"两对半"的化验结果,只能反映HBV感染及复制情况,并不能完全反映病情轻重,如"大三阳"病情不一定重,而"小三阳"病情不一定轻。若要判断乙肝病情的轻重,除要检查乙肝"两对半"外,还应结合肝功能试验、肝纤维化指标及B超、CT表现才能准确判断当前病情。另外,若要更准确地判断HBV的复制状态及病人的传染性,还应做乙肝病毒脱氧核糖核酸(HBV-DNA)的定性或定量检查。

常见乙肝用药错误

乙肝用药一定要在专科医生的指导下进行，患者自认为"久病成医"，擅自用药是十分危险的。目前常见的乙肝用药错误有以下几点：

1. 不该用药时用药

乙肝患者中的80%左右，都是乙肝病毒携带者，尤其是儿童和少年，处于免疫耐受阶段，此时对于各种治疗无应答，用药一般起不到理想效果。这时要做的是定期监测肝功能，贸然大量用药治疗，不仅浪费钱财，还会打破机体免疫的"沉默"状态，使肝功能出现异常，这种异常有时会反反复复，缠绵难愈。

2. 该用药时，用错了药

不少乙肝患者肝功能异常，转氨酶升高，本应是抗病毒治疗的时机，应该使用合适的抗病毒药物，但是却使用抗纤维化药物，使肝功能异常加重。肝硬化腹水应加强利尿、补充白蛋白，但是却用上干扰素等抗病毒药物，致使肝功能进一步恶化。

3. 药物剂量过大

中药治疗乙肝非常普遍，一些中药处方，个别药味剂量过大，超过国家药典规定的几倍。例如：川楝子用量达到20 g，山豆根达到30 g。这些中药超量使用，对于肝脏损害明显。因为使用中药剂量过大，造成药物性肝损害的患者并不少见。对于儿童患者，剂量尤其要把握准确，使用任何药物治疗，都需要根据千克体重数，换算正确的治疗剂量。

4. **药物剂量过小**

干扰素治疗乙肝的合适剂量是300万～600万/隔日，出于对干扰素不良反应的担忧，不少患者使用的剂量偏小，而300万/隔日以下的剂量，往往起不到治疗效果，反而会贻误病情，甚至产生耐药性。

5. **用药时断时续，不连贯**

想起来就吃药，想不起来就断药；工作一忙，就忘了吃药，一出差，又忘了吃药。这种时断时续的吃药，不能保证药物在血液中恒定而有效的浓度，不但达不到控制疾病发展的目的，还可能导致病毒耐药。

6. **用药疗程不足**

乙肝的抗病毒治疗需要时间较长，一个疗程至少需要半年到一年时间，其中干扰素疗程至少为半年，拉米夫定疗程至少为一年。如果疗程太短，根本起不到抑制病毒的作用。抗纤维化的疗程同样需要漫长时间，例如使用复方丹参制剂、复方虫草制剂等等，都需要一年以上时间，短期使用，起不到软化肝脏、降解肝脏纤维组织的目的。

7. **突然停药**

治疗乙肝的方案一经确立，应该认真坚持，不能突然停药。疗程完成后，应在医师指导下逐步停药，不能在疗程过程中擅自停药，否则病情会有复发和“反弹”，这方面的典型事例就是拉米夫定，不少患者在使用拉米夫定过程中，不到疗程时间，或是不到停药标准，就擅自停药，致使病情反复，有的导致病情突然加剧。

8. **用药当停不停**

一旦药物达到预期疗效后，应该逐步减量，直到彻底终止，避免产生药物的依赖性和积蓄中毒现象。例如降酶药物联苯双酯等，本身并无抗病毒和保护肝细胞膜的作用，只能单纯起降低转氨酶的辅助性治疗作用，待肝功能复常后，应该逐渐减量，及时停药，长期使用，容易产生耐药和掩盖病情等现象。

9. 随意换药

乙肝的治疗方案一经确立，应该坚持下去，定期随访，监测病情发展，不能半途擅自停药或加药、换药、随意换药容易使治疗复杂化，出了问题难以找到原因和处理办法。

10. 用药过多过杂

治疗用药需要少而精，并非药吃得越多，病情就恢复得越早。不少乙肝患者用药过多、过杂，例如同时口服和注射多种降酶药，一旦停药，病情容易出现“反弹”，有的患者在住院期间使用的药物多达20余种，加上口服的中药复方，药味更多，出现药物不良反应和药物拮抗作用的机会大大增加。

11. 乱用偏方

乱用偏方的现象十分普遍，不少患者轻信“偏方治大病”的说法，找一些所谓的民间“神医”，开出的处方没有经过审核，其中往往含有不少肝毒性药物，用上一段时间，药物性肝损害随即发生，使病情加重。为了慎重起见，偏方不应随便使用。

真假广告巧识别

最近，各种媒体上治疗乙肝的药物广告铺天盖地。什么祖传秘方、免疫治疗、基因疗法应有尽有。一种普通的中药“五味子”，提炼提炼，再改一改名，就成了治疗乙肝的特效药；只具有清热解毒，改善肝炎症状效用的药物，加工加工，再换上些新词，表面抗原就能转阴了。真是“经拣好唱的念，词挑时髦的说”。

这些药物真的那么神奇吗？我们该怎样识别真假乙肝广告呢？

1. 注意治疗乙肝的各种药物都有一定的适应证

乙型肝炎的临床表现是多种多样的。有的患者有明显的乏力和食欲减退症状，有的无明显症状，仅有转氨酶的异常；有的有黄疸，有的无黄疸；有的便秘，有的便溏。因此，治疗的药物也有所不同。一些药物侧重于改善肝炎的症状，一些药物有良好的降酶效果，还有一些药物具有抑制乙肝病毒复制的作用。如果广告宣传对乙肝的所有症状都有效，那就可以断定是虚假的广告。有些广告宣称能100%“转阴”、“软肝”，其实很可能就是一些能够改善肝炎患者症状的普通药物。这也是一种夸大疗效的虚假广告。

2. 注意区分药品、保健品和保健食品

药品和保健品是不同的。药品是严格经过临床验证具有确切治疗作用的，而保健品只有增强体质、补充营养的作用。很多广告却将保健品甚至保健食品说成了治疗肝炎的神药。区分的办法是看药品包装上的批准文号是“准”字号，还是“健”字号。只有含“准”字批准文号如“国药准字×××”才是药物，含“健”字和“健食”字如“哈卫健字×××”和“辽卫健食字×××”等都属于保健品和保健食品。如果广告宣称这些保健品和保健食品都能使乙肝转阴，肯定是没有科学依据的。另外还有少数药品包装上的批准文号是“试”字号，尽管这些药物已经上市，但属于严格的处方药，应在医生指导下应用，不能自行购药使用。

3. 药物在动物体内和试管内的作用不一定能够体现在人体内

有些药物广告利用一些动物试验和试管内研究的结果宣传自己的药品。例如:“某药经某动物试验可使某动物产生乙肝抗体”、“某药在试管内有抑制乙肝病毒复制的作用”等迷惑消费者。其实,一种药物在动物体内和试管内的作用不一定能够体现在人体内。先别提药物在试管内的作用,就说动物细胞和人体细胞也是相差甚远。另外,一种药物不能仅凭有抑制病毒的作用,就能用于治疗乙肝,还要取决于它对人体的安全性。“84”消毒液是可以杀灭乙肝病毒,但它能用于治疗乙肝吗?

4. 新药的上市要经过严格的三期临床试验,上市前不会打广告

一种新药,首先要经过临床前的动物试验,证明它在动物体内的有效性和安全性,然后才能够申请进入临床研究。临床研究一般分三期:Ⅰ期是在健康人中进行,观察药物在人体内的代谢过程、对各组织器官系统的影响和安全性;Ⅱ期是在少数研究单位和病人中,观察药物短期的疗效和安全性;Ⅲ期是在更多的研究单位和更多的病人中,进行较长期的临床疗效和安全性的研究。一些药物在上市后还要经过第Ⅳ期的临床研究,继续对其疗效和安全性进行观察。一般在上市前的研究药物都是免费向患者提供的,研究前都要经过地方药监局的批准和伦理委员会的同意,并要求参加试验的患者签署知情同意书,一些Ⅰ期和Ⅱ期临床试验用药还要向患者付费。像现在研究的一些治疗乙肝的核苷类药物,在全球有近百个研究中心共同研究。这些研究都是在国家指定的药物研究基地中进行,并有监察员定期检查是否按照研究方案进行研究,有时还要接受国内和国际稽查组织的检查。决不会出现乱打广告招揽病人的现象。

5. 警惕厂家借助专家的名誉宣传某种药品

某些广告经常会借助专家宣传某种药品，但这可能是一些药厂假借这些专家的名誉，而未经专家本人同意；或者是一些专家的个人行为。患者只需打电话问一问专家所在的医疗单位就可了解到这些宣传是否与单位有关。药品推广的正确途径是通过召开学术会议，专家在一起讨论、研究，介绍临床使用该药治疗疾病的经验，而决不会向患者推销，因为患者是不会知道这种药物是否能够用于治疗自己的疾病的。因此，患者应该到正规医院，请医生根据自己的病情和化验结果，给予适当的治疗。

6. 不要只图省事、省钱从厂家批发或邮购药物

一位好医生，会认真地给患者分析病情，针对患者的情况给予适当的治疗。一般急性病只开 3～7 天的药，慢性病首次就诊只开 2～3 周的药，对于长期需要该药治疗者，才会开 1～2 个月的药物。在治疗过程中，会叮嘱患者定期复查。因为患者的病情可能会发生变化，医生需要随时按病情的变化调整药物的剂量或组合，而不会像卖药的那样，不分青红皂白，一下子开出半年的药物。因此，一些广告要求患者一次大量购买药品甚至采用量大优惠的方式，这是对患者不负责任的表现。因为一旦患者购买了大量的药品，而在用药过程中出现不良反应或医生建议更改治疗方案时，就会给患者造成很大的经济损失。

7. 不要轻信某某部门推荐、获奖及证书

治疗像乙型肝炎这样的顽症不会像一些广告中说的那样简单。什么“无效可退药”，你把药都吃了，上哪里去退药？什么“60%的转阴率”，只要你没转阴，都是你倒霉，赶上了那无效的 40%！目前，国家还没有任何机构有权利推荐任何药品。

8. 目前只有能够抑制乙肝病毒复制的药物，还没有完全清除病毒的药物

尽管人类发现乙肝病毒已经近 40 年了，但目前公认的抗乙肝病毒的药物只有干扰素和新一代的核苷类药物。这两类药物也只能起到抑制乙肝病毒复制的作用，并不能将乙肝病毒从体内完全清除，而且在治疗中都还有一定的缺点。因此，不要相信什么“转阴治疗”的广告宣传，也不会有什么专治乙肝的“祖传秘方”。

丙肝的药物治疗

急性丙型肝炎虽然有部分患者可以自愈，但患者若不及时治疗，转成慢性的几率可高达 50%以上。所以对所有急性丙型肝炎患者应该给予积极治疗，包括适当休息、保肝、降酶等。慢性丙型肝炎患者如果转氨酶不正常，就要进行系统抗病毒治疗。目前，虽然用于抗病毒的药物较多，但首选干扰素。大多数肝病专家已达成共识：不使用干扰素等于放弃治疗。从中可看出干扰素在治疗丙型肝炎中的重要作用。治疗剂量一般在 300～600 单位，隔日肌注 1 次，疗程至少 6 个月，有条件者可使用更长时间。通过治疗，可使 50%左右患者转氨酶恢复正常，有许多人停药后复发，再次应用干扰素仍然有效。应用干扰素可出现一定的副作用，主要为感冒样症状如发热、头痛、肌肉酸痛等，在注射后 4～8 小时内出现，持续数小时，肌注几次后上述症状可减轻消失。出现白细胞减少、血小板减少等严重副作用时应减少干扰素用量或停药。但大多数病人能够耐受。

近年来，两种新的干扰素制剂聚乙二醇干扰素（PEG-IFN）和复合干扰素（CIFN）相继应用于临床。聚乙二醇干扰素由肾脏的排泄时间减慢，半衰期明显延长，可达40小时。随着聚乙二醇的降解，干扰素逐渐释放，维持血液中干扰素恒定的有效浓度可达168小时，因此能达到长效的目的。每周只须注射1次，故又称“长效干扰素”。复合干扰素为11个干扰素α亚型的基因序列，由基因工程方法组合而成。目前这两种干扰素在治疗慢性丙肝方面均取得了比较满意的疗效。

顺便再强调一句，得了丙型肝炎千万不要盲目相信以赚钱为目的的“医商”的诱惑，更不要相信“神医”的“祖传秘方”。因为丙型肝炎的发展速度远快于乙型肝炎，一定要到正规医院接受正规治疗，而且，这种治疗需要一段比较长的时间。

抗病毒篇

抗病毒治疗是慢性病毒性肝炎的根本治疗方法。很多研究结果表明，持续高水平的肝炎病毒复制，是慢性肝炎患者发展成为肝硬化和肝癌的高危因素，而有效的抗病毒治疗可减少肝硬化和肝癌的发生率。可以这样说：对于慢性病毒性肝炎来说，治疗关键就是抗病毒。在病毒复制活跃的情况下，只有持久地抑制病毒复制，才可以防止肝脏病变进展为肝硬化和肝癌。只要病毒复制指标呈阳性，转氨酶异常，肝脏有炎症，就应该首选抗病毒治疗。目前国内外公认的抗肝炎病毒治疗药物有干扰素、拉米夫定、阿德福韦酯和恩替卡韦等品种。

拉米夫定抗乙肝

拉米夫定，商品名：贺普丁，是葛兰素·史克公司生产的核苷类抗病毒药物。拉米夫定是目前世界上公认的抗慢性乙肝病毒的有效药物，能明显抑制乙型肝炎病毒基因（HBV－DNA）的复制，从而减轻肝脏炎症和坏死，减缓肝纤维化和肝硬化的发生和发展，提高生活质量，延长生存期。拉米夫定主要用于乙型肝炎病毒复制的慢性乙型肝炎及艾滋病的辅助治疗。

拉米夫定的作用特点是对人体细胞毒性较小，作用快：1～3周就可以见HBV－DNA浓度下降，甚至转阴，服药期间疗效好，能保持良好的转阴状态；服药12周，血清谷丙转氨酶（ALT）复常率达60％；能显著改善肝脏的炎症性病变，减少肝纤维化的进展，并使乙型肝炎e抗原（HBeAg）的血清转换率提高，长期治疗时耐受性良好。

然而，用拉米夫定治疗慢性乙肝是有条件的。病人体内必须有乙肝病毒（HBV）的复制指标，只有HBV－DNA阳性，并且血清谷丙转氨酶（ALT）≥2倍正常值的情况下服用拉米夫定才能获得较好的疗效。如ALT在1～2倍正常值之间，可定期复查，超过2倍时再考虑治疗。如果是因为服用降酶药使ALT正常者，要停药观察3个月，若ALT升高者可考虑治疗。拉米夫定在使用前还需排除失代偿性肝硬化，肝癌或其他肝病。

但是，拉米夫定在治疗乙肝时并非完美无缺，存在停药后反跳和病毒变异的缺陷。

拉米夫定停药后，容易反跳，因为拉米夫定是强力的抗

HBV 药物，服用期间 HBV 被强力地抑制了，病情当然也会大大好转，但是突然停掉，HBV 立即就“解放”了，失去抑制便会活跃，从而为非作歹，可能很快造成肝损伤，甚至比原来还要加重，病人的症状又出现了，这就叫“拉米夫定停药后肝炎”。因此拉米夫定的停药一定要在专业医生的指导下进行，停药期间，每月要复查血清 ALT，如正常，则 3 个月要检测 1 次 HBeAg 或 HBV－DNA，如果由阴性转为阳性，则必须要重新开始第一轮治疗。

另外由于拉米夫定对病毒的抑制是可逆的，因此，对大多数患者来说，要想获得最好的效果，疗程必须在 1 年以上甚至更长。但耐药情况也会随之出现。资料显示，治疗 1 年病毒变异发生率达 16％～32％。病毒变异后，HBV 又重新复制，ALT 重新升高，一般均低于治疗前水平，如无明显肝炎症状时，可继续使用拉米夫定。如 HBV－DNA 和 ALT 高于治疗前水平，且 ALT 远大于 5 倍正常值上限，应在继续用拉米夫定的同时，加用其他抗病毒药(阿德福韦酯或恩替卡韦)，并加强保肝治疗。

虽然拉米夫定存在一些缺陷，但它毕竟是目前世界上公认的抗慢性乙肝病毒的最有效药物，很多患者出于害怕拉米夫定难以停药以及耐药而放弃抗病毒治疗，是一种因噎废食的错误观点。只要在专业医生的指导下用药，其安全性还是有保障的。

拉米夫定常见的不良反应有上呼吸道感染样症状、头痛、恶心、身体不适、腹痛和腹泻，症状一般较轻并可自行缓解。

用好拉米夫定

近年来，抗乙肝病毒药拉米夫定由于作用明确，疗效显著，受到许多慢性乙肝患者的欢迎。但同时，拉米夫定的滥用现象也越来越多了，很多病人擅自购药服用。社会上甚至还出现了假药，因而造成一些不应有的副作用发生，如病毒变异耐药、停药后肝炎复发，甚至导致肝衰竭死亡。

拉米夫定的使用必须严格掌握适应证，并且在专业人员的指导下合理使用。

下面几种情况均不是拉米夫定的最佳适应证，最好不用。

(1) 慢性无症状乙肝病毒携带者，转氨酶正常，没有症状，不宜服用拉米夫定。目前这部分人服此药的现象相当普遍，既浪费了药物，又浪费了钱财。拉米夫定用于治疗乙肝病毒携带者是有条件的，要在肝功能异常、病毒复制指标呈阳性时，才可考虑应用。

(2) 急性重型肝炎或急性肝衰竭，病情危重时，不宜服用拉米夫定。此时病人的主要矛盾并不是病毒复制，有的病人甚至无病毒复制指标，威胁病人生命的是肝衰竭，依据“缓则治其本，急则治其标”的原则，这时最重要的是支持疗法，如输入新鲜血浆、白蛋白、人工肝支持疗法等。

(3) 慢性乙肝急性发作时，不宜服用拉米夫定。如果转氨酶大于正常值上限 10 倍以上，有明显黄疸(血清胆红素大于 85.5 mmol/L)，暂时不宜服用拉米夫定及其他抗病毒药，而以护肝、退黄、降酶治疗为主，待病情缓解时可给予拉米夫定。尽管拉米夫定不像干扰素那样对免疫功能有强烈影响；但在肝炎急性发作期，为防止免疫损伤，不用是上策。

(4) 慢性乙肝妊娠或妊娠后感染乙肝，暂不应用拉米夫定，主要原因是拉米夫定对胎儿的影响尚未明确。尽管国内外都有应用报告，且较安全，但我国专家尚未达成共识，为慎重起见，暂不应用是明智的选择。

下列病人应慎用拉米夫定：

(1) 3～12 岁乙肝患儿，为及早控制病情进展，可以慎用。国外的研究报告证实，儿童用药有效而安全，国内也不断有这方面的临床报告，指出近期安全性没有问题。对儿童慢性乙肝，给予早期强有力的抗病毒治疗，对预后有非常积极的影响。提出慎用，是因为对远期安全性及疗效还应积累更多的资料加以评估。

(2) 代偿性、失代偿性肝硬化，有病毒复制指标，可考虑慎用。

新一代核苷酸类药物——阿德福韦酯

阿德福韦酯是由葛兰素·史克公司开发的新型核苷类抗乙型病毒性肝炎药物，在我国商品名叫贺维力。目前，国内制药公司生产的阿德福韦酯还有名正、代丁等，其价格相对较低。

阿德福韦酯是腺嘌呤磷酸酯化合物阿德福韦的前体，口服后，在体内转化为阿德福韦后发挥抗病毒作用。阿德福韦是单磷酸腺苷的核苷酸类似物，在体内通过细胞激酶作用被磷酸化为具有活性作用的二磷酸阿德福韦，二磷酸阿德福韦抑制乙型肝炎病毒基因(HBV－DNA)多聚酶或逆转录酶，作用机制包括：① 竞争脱氧腺苷三磷酸底物；② 终止病毒 DNA 链延长。另外，治疗剂量对正常细胞没有毒性。二磷酸阿德福韦在细胞内的半衰期为 30 小时，故作用较持久，可以每天给药一次。

资料表明，阿德福韦酯可以治疗对拉米夫定耐药的 HBV，而且与拉米夫定联合治疗可以有效控制对拉米夫定的耐药。同时，体外实验也发现阿德福韦酯对泛昔洛韦耐药株也较敏感。能有效地抑制病毒的复制，而且在出现拉米夫定耐药的患者中使用阿德福韦酯能继续有效地抑制变异株而发挥抗病毒作用。因此，阿德福韦酯的诞生解除了拉米夫定耐药患者的后顾之忧，使慢性乙肝患者又多了一个抗病毒的有力武器。

类似于拉米夫定，阿德福韦酯停药后部分患者也会产生反跳现象。国外的临床研究也已报道了停用阿德福韦酯后偶有患者出现肝炎恶化现象，肝炎恶化大多发生在停药 12 周内，治疗中未达到血清转化的患者易发生。目前还不清楚需用多久才能达到稳定的疗效，因此对停药的患者需要进行密切的观察。

根据目前关于阿德福韦酯的基础和临床研究资料，阿德福韦酯能有效地抑制乙型肝炎病毒基因（HBV - DNA），而且对拉米夫定耐药的变异株也有明显的抑制作用。阿德福韦酯耐药相关病毒变异发生率较低，因此，它是一种有效的抗乙型肝炎病毒药物，具有广阔的应用前景。

抗病毒新秀——恩替卡韦

自从拉米夫定作为被批准上市的口服核苷类抗病毒药物投入市场以来，在抑制乙肝病毒（HBV）复制、降低病毒载量、使血清谷丙转氨酶（ALT）降至正常、e 抗原转阴及肝组织炎症坏死的改善等方面取得了确切的疗效。但长期使用拉米夫定可使乙肝病毒(HBV)发生变异,降低病毒对拉米夫定的敏感程度,以及停药后出现病毒复制的反跳。因此国际上陆续研究开发了多种核苷类的抗病毒药物,以克服耐药性。目前已经推向市场的恩替卡韦是一种新的抗 HBV 药,已由上海施贵宝公司于 2006 年在中国推向临床,商品名为博路定。

恩替卡韦是一种 2′-戊环脱氧尿嘌呤核苷类似物,具有极强的抗肝炎病毒能力。在拉米夫定药物失效的情况下,恩替卡韦应被作为治疗的主力替补。该药物能够抑制乙肝病毒的复制,并减缓慢性乙肝的恶化过程。临床试验数据显示,用恩替卡韦治疗的患者肝组织有明显恢复,肝脏发炎和肝硬化速度减缓,而且恩替卡韦在杀死乙肝病毒方面明显优于拉米夫定。此外,使用恩替卡韦治疗并获得显著疗效的患者也明显多于用拉米夫定治疗的患者。

恩替卡韦不仅有较强的抗病毒能力,而且由于不同的作用机制,长期应用耐药的发生率较低。其他相关的研究显示,它是新的很有希望的核苷类抗病毒药物,对肝细胞内 DNA 有直接抑制作用,恩替卡韦的作用靶点在 HBV-DNA 聚合酶和反转录酶,通过抑制该酶,以阻断乙肝病毒 DNA 的装配和延伸,可有效地治疗慢性乙型肝炎。

恩替卡韦的安全性与拉米夫定相似。安全性结果显示,恩替卡韦的毒性低,未发现对器官有毒性反应,低剂量常见不良反应为排尿困难和腹泻;若剂量高时可能会出现头痛、眩晕、腹痛、恶心、光过敏等反应。所有反应均轻微而温和,大多数病人继续服药可自行缓解。

作为抗乙肝病毒的新秀,恩替卡韦将给更多的乙肝患者带来福音。

α-干扰素战病毒

干扰素(IFN)是由细胞基因控制,在特定诱导剂的作用下产生的一类高活性、多功能蛋白质,具有广谱抗病毒、抗细胞分裂和免疫调节等多种生物活性。根据抗原特异性和分子结构的不同,人类 IFN 主要可分 α、β 和 γ 三种类型。其中,用于抗肝炎病毒的主要为 α 型。干扰素系统是机体对病毒感染的重要防御系统,它与其他免疫系统一起,共同担负着抵御病毒感染的任务。大多数急性病毒感染者都伴随有干扰素的产生。

1957 年,苏格兰和芬兰科学家研究抑制流感病毒时发现干扰素后,干扰素在医学界乃至整个社会引起极大的轰动,被认为是治疗病毒的“青霉素”。但早期的干扰素是从人体内提取的,将一种专门的诱导剂注入到人体内,当人体产生干扰素后,提取并制成药物,供患者使用。这种干扰素为血源性干扰素,在使用时可能会遇到与输血相似的危险,传染上其他疾病如艾滋病等,从而威胁使用者的健康。而且血源性干扰素提取纯度低,药物的效果差,生产成本高,难以大规模推广使用。直到 1986 年科学家们利用基因重组技术,获得了大量的 α-干扰素,从此 α-干扰素被广泛应用于抗病毒治疗。

在慢性乙肝的抗病毒治疗方面,α-干扰素已应用了 20 余年。它的治疗适应症为转氨酶升高的乙肝病毒(HBV)复制的慢性乙肝及代偿期肝硬化,对慢性 HBV 携带者的疗效差,对重型肝炎和失代偿期肝硬化应禁用。对于成年人、女性、病程短、肝脏病变明显活动、非母婴传播及病毒含量少者疗效好。

α-干扰素的治疗同样也揭开了慢性丙肝抗病毒治疗的新篇章，α-干扰素联合利巴韦林(过去称“病毒唑”)可以显著提高慢性丙肝患者的抗病毒的效果，因此，利巴韦林作为联合治疗用药成为丙肝抗病毒治疗的一个里程碑；2003 年在我国上市的聚乙二醇化干扰素(长效 α-干扰素)联合利巴韦林的治疗方案，达到了目前丙肝抗病毒治疗的最好疗效，如果治疗正确，可使 3/4 的丙肝患者获得持续的抗病毒应答。

α-干扰素同时具有抗病毒及抗肿瘤两种作用，还可阻止肝硬化发生，延长肝病患者生存期，提高生活质量。大剂量、长疗程使用 α-干扰素疗效较好，同时强调治疗要个体化。

α-干扰素虽然在治疗慢性乙肝、丙肝方面疗效肯定，但副反应大，使用后可发生白细胞减少、肝功能异常、精神病及自身免疫性疾病如甲亢、肾病等，若患者自作主张应用 α-干扰素有可能因白细胞减少合并各种感染或肝衰竭危及生命，甚至出现心脏意外。因此，对既往有心脏病、精神病、癫痫、糖尿病、甲亢病史者不得使用，使用 α-干扰素应在医生指导下，密切观察 2 周左右，待患者度过不良反应高峰期，再回家治疗，但出院后必须按医生要求定期复查。

干扰素的常见毒、副作用及处理方法

干扰素的毒副作用发生率比较高。最常见的是发热及流感样综合征，患者体重减轻、脱发、情绪激动，骨髓抑制致血细胞、血小板减少，轻度贫血，偶可发生神经系统损伤，影响内分泌系统功能，亦有产生干扰素抗体者。现将其副作用及处理方法陈述于下：

1. 流感样综合征

患者发热、寒战、全身不适、肌痛、头痛等，有时还可出现鼻塞、流涕、头晕、尿急等，而以发热最为常见。不论应用途径及剂量大小，患者均可有发热，一般在第一次注射后2～6小时发生，体温可升至38～40℃，6～12小时达到高峰，但24小时内能自然消退。若发热不高，可不必特殊处理，多喝开水，卧床休息即可；但若发热较高甚或高烧者，则应给予物理降温；亦可给布洛芬口服，消炎痛栓直肠给药，体温便会很快下降。

2. 造血系统改变

抑制骨髓，降低外周血白细胞及血小板；白细胞减少通常发生于用药后数小时至数日。用药第一周，白细胞减少至40％～60％，而后趋于稳定。停药或间歇5天以上用药，白细胞可迅速恢复。主要是干扰素能可逆性地阻断白细胞从骨髓释放的缘故。长期应用可导致血色素性贫血，引起免疫介导的溶血性贫血和血小板减少，但极少见。通常可口服养血饮、复方阿胶浆等来纠正，亦可服利血生等药以升高白细胞及血小板。

3. 消化系统反应

如食欲不振、味觉异常、恶心、呕吐、腹泻、腹胀等。药量越大，症状越频繁，但一般不需治疗，较重者可对症处理。严重者应考虑减量或停药。

4. 皮肤反应

最常见副作用是轻、中度脱发。斑丘疹多发生于躯干和四肢，但多为暂时性的；还有弥漫性红斑及荨麻疹等。轻度皮疹多不必处理；严重者应考虑停药或减量，并给抗过敏治疗。

5. 肾脏损害

最常见者为轻度蛋白尿，亦不伴有血浆蛋白的减少。其他肾脏损害虽有报道但极少见。通常无需特殊处理，嘱患者多喝开水即可。

6. 对内分泌系统的影响

11-羟皮质类固醇增加，雌激素水平下降，高密度脂蛋白降低，出现糖尿，偶见高血钾、低血钙等症，还能提高血浆甘油三酯含量，但对胆固醇无影响。

7. 干扰素抗体的产生

部分患者治疗初期甚至未应用干扰素时即出现抗干扰素抗体，影响治疗效果。估计与个体差异有关，而与应用剂量、给药途径、时间长短及患者年龄无明显关系。

此外，尚可出现嗜睡、精神错乱、周围神经感觉异常等神经精神症状，以及对心血管、骨髓系统的影响和对生长的抑制等等。

尽管干扰素有一定的毒副作用，但我们也不能“因噎废食”，毕竟干扰素是目前抗乙肝病毒最有效的药物之一。只要我们坚持在医生的指导下，正确合理地使用，最大限度地避免其不良反应，干扰素仍会给乙肝患者带来福音。

干扰素的非注射给药方法

干扰素(IFN)是一组由机体产生，具有广谱抗病毒、抗肿瘤和免疫调节等多种生物活性的细胞因子。自 1992 年 IFN－α 被批准用于病毒性肝炎的治疗以来，目前 IFN 仍然被认为是抑制乙肝病毒、丙肝病毒复制的首选的最佳抗病毒药物。根据干扰素的分子结构和抗原性不同，可将 IFN 分为 α、β 和 γ

三型，分别由白细胞、成纤维细胞和T淋巴细胞产生。目前临床上使用的IFN多为注射剂（静滴、肌肉注射和皮下注射等），为适应临床用药的需要，现已陆续开发了一些非注射给药新剂型，现介绍如下：

1. 片剂

干扰素舌下含片，每片含IFN 200 U或400 U。由于口腔黏膜部位存在着丰富的干扰素受体，只需少量的干扰素同受体结合，即可将生物活性信号传导到细胞内，继而产生生物效应。本剂型可用于治疗多种病毒性疾病，对乙肝、丙肝、复发性口炎、艾滋病都有一定的疗效。

2. 喷雾剂

经国家食品药品监督管理局（SFDA）批准，两种重组人干扰素喷雾剂（IFNα－2b，口腔喷雾；IFN－ω，鼻喷剂）在SARS高危人群中进行临床试验研究，用于预防和治疗上呼吸道病毒性感染。

3. 滴鼻剂

本剂型经鼻黏膜吸收，在细胞间起作用。研究表明，鼻腔给药的药效明显优于肌内给药。

4. 滴眼剂

主要用于眼部病毒性疾病的治疗。对单纯性虹膜睫状体的炎症疗效显著，对带状疱疹性角膜炎、巩膜炎、虹膜睫状体炎、腺病毒性结膜炎、流行性出血性结膜炎也有良好疗效。

5. 膜剂

将IFNα制成膜剂，可用于口腔溃疡、单纯性疱疹、带状疱疹的局部抗病毒治疗。

6. 涂剂

干扰素IFNα－2b涂剂，每瓶10 mL，10万U/mL，局部

外用，一天3次，疗程7天。对单纯性疱疹治疗效果显著。

7. 栓剂

每枚含IFN－α 6万U或50万U，用于治疗宫颈糜烂。

8. 凝胶剂

每支5 g，含rhIFN(重组人干扰素)α－2b 10万U/g，主要用于尖锐湿疣、口唇疱疹及生殖器疱疹的治疗，独特的工艺配方可显著提高其透皮吸收率，达到有效的局部治疗浓度。

派罗欣——丙肝的克星

派罗欣是由瑞士罗氏制药有限公司研发的最新抗肝病毒药物，是最先进的α－2a聚乙二醇化干扰素，也是第一种在中国上市的长效α干扰素。派罗欣的问世改变了以往α－干扰素治疗丙肝疗效不好的状况，明显提高了丙肝的治愈率，给病人和医生带来了希望和信心。

α－干扰素是目前慢性丙型肝炎的首选治疗方案。而派罗欣的诞生又进一步提高了对丙肝的治疗效果，特别是派罗欣联合利巴韦林的治疗方案达到了目前丙肝抗病毒治疗的最佳疗效，派罗欣对治疗丙肝的疗效尤其突出。资料显示：61％的患者在接受48周的派罗欣治疗方案后获得了有效的持续性丙肝病毒的控制，而且99％的患者在停药四年后，血清中仍然没有发现病毒。因此派罗欣是当前最有希望治愈丙肝的药物。

相对传统干扰素而言，除了疗效上的优势，派罗欣其独特之处在于为各种基因型病人提供比常规干扰素更长效的治疗。它由肾脏的排泄时间减慢，半衰期明显延长，可达40小时。随着聚乙二醇(PEG)的降解，干扰素逐渐释放，维持血中干扰素恒定的有效浓度可达168小时，因此能达到长效的目的。派罗欣能直接作用于患病的主要器官——肝脏，各种体重的病人都只需每周皮下注射一次180 μg剂量的派罗欣，一般需治疗48周。

在不良反应方面，派罗欣与一般α-干扰素相似，但费用较贵。

派罗欣的这些特点，使其成为当前治疗慢性丙型肝炎的较为理想药物。

中药亦能抗病毒

祖国传统医学中，不少中草药都具有一定的抗病毒作用。中草药抗病毒的主要途径可分直接抗病毒途径和间接抗病毒途径两种。中药直接抗病毒途径是药物对病毒的直接抑制或损伤作用。中药间接抗病毒作用是中药通过对机体免疫系统的调节而起到抗病毒的作用。在抗病毒的单味中草药中，如苦参、珍珠草、板蓝根等具有明确的抗肝炎病毒作用。

研究证实，从苦参中提取的苦参素注射液治疗慢性乙肝，可以改善慢性乙肝病人的肝功能，提高乙肝病毒e抗原(HBeAg)和乙型肝炎病毒基因(HBV-DNA)的阴转率，停药后仍有持久疗效，疗效与干扰素对照组无显著差异。因此，苦参素已成为治疗慢性乙肝的有效药物。随着抗乙肝病毒治疗的认识不断深入，苦参素在抗乙肝病毒治疗的序贯或联合方面，也逐步体现其应用价值。

珍珠草又名叶下珠，是一年生或越年生草本，具有清肝明目、通经解毒之功效。中外文献中有许多记载，珍珠草数百年前就用于保肝及治疗肝病，现代科学也已证实了珍珠草对乙型肝炎的临床疗效。

板蓝根是传统的清热解毒中药。医药学家发现，板蓝根有着多重药理作用。它不仅可用于防治流感、急慢性咽炎等呼吸系统疾病，有效地保护“肺”，还可用于急性黄疸型肝炎、甲型肝炎、慢性乙型肝炎等肝炎的防治，有效地救治“肝”。当年，急性黄疸型肝炎在上海大流行时，板蓝根制剂因为有较好的抗病毒疗效而深受患者青睐，一时成了大家的“救命药”。

目前，治疗慢性乙型病毒性肝炎的关键是抗病毒。中药，作为一类抗乙肝病毒的药物，具有安全、有效、价廉等特点，在抑制病毒复制和清除病毒方面具有一定的优势。近年来，拉米夫定、干扰素等在临床应用中有一定的疗效，但必须长期服用，长期服用可以引起乙肝病毒的基因变异而出现耐药并影响疗效，而且停药后病毒复制往往又再出现。所以，中药在抗乙肝病毒方面具有广阔的前景，值得进一步的研究开发。

免疫调节篇

免疫调节剂可以提高人体的免疫功能，尤其是对慢性乙肝病毒（HBV）的特异性免疫。免疫调节剂可以识别和破坏HBV感染的靶细胞，清除HBV。大量研究证明，慢性乙肝存在免疫功能低下，尤其是对HBV的特异性免疫功能降低和免疫耐受以及免疫调节功能异常，使人体内不能清除HBV。因此，在慢性乙型肝炎的抗病毒治疗中，应用有效的免疫调节剂，对提高人体的免疫功能十分重要。目前，用于治疗慢性乙肝的免疫调节剂有胸腺肽、免疫核糖核酸和中医药等。

免疫调节剂——胸腺肽

胸腺肽(又名胸腺素),是胸腺组织分泌的具有生理活性的一组多肽。是一种细胞免疫增强剂,可促进和调节T细胞的生成,有促进淋巴细胞成熟和增强人体免疫功能。

要了解胸腺肽,我们先来看看何为胸腺。40年前,科学家就发现胸腺是机体免疫的主要调节者。它是人类主要的中枢免疫器官,是T细胞分化、发育、成熟的场所。它通过分泌胸腺类激素,影响并调节T细胞的分化发育和功能。

当胸腺本身功能不足或依赖胸腺的免疫系统出现明显的原发性或继发性缺陷,而自身的调节又不足以修复时,给予外源性胸腺激素就可以产生明显的疗效。如果机体免疫系统功能紊乱、低下或亢进,外源性胸腺激素可产生明显的双向调节作用。

目前临床应用的胸腺肽有多种剂型:如胸腺肽片剂、颗粒剂和注射用水针剂和冻干粉等。我国临床应用的胸腺肽最早主要是从小牛胸腺或猪胸腺中提取精制而成的多肽类激素,近年来临床上多用化学合成的精制品,如进口的有美国的日达仙,国产的有迈普欣。胸腺五肽(TP5)则是人工合成的五肽,与胸腺肽具有相似的生物活性。

胸腺肽在临床可用于原发性和继发性免疫缺陷症,各种肝炎、肝硬化、暴发性肝衰竭、系统性红斑狼疮、风湿、类风湿关节炎等。对年老、体弱及免疫功能低下者应用胸腺肽,可增加机体免疫功能,促进身体康复。胸腺肽对慢性乙型肝炎病人有免疫增强作用,能恢复T细胞的功能,使肝功能得到改善。

胸腺肽的使用是有讲究的。以临床疗效较稳定的日达仙为例，作为一种精制的、化学合成的胸腺肽 α_1 冻干粉制剂，日达仙主要用于 18 岁以上的慢性乙型肝炎患者，且患者的肝病有代偿性以及有乙肝病毒复制（血清 HBV－DNA 阳性）。该药能增强慢性乙型肝炎患者免疫系统反应性并使转氨酶水平恢复正常。治疗慢性乙肝的推荐量是每次 1.6 mg，皮下注射，每周 2 次，两剂量大约相隔 3～4 日。治疗应连续 6 个月（52 针），期间不得中断。如与 α 干扰素联合使用，应参考 α 干扰素处方资料内的剂量和注意事项。在联合应用的临床经验上，当两药物在同一日使用时，一般在早上给予日达仙而在晚上给予干扰素。日达仙用药时应注意，本品不应作肌注或静注，应使用随盒的 1.0 mL 注射用水溶解后马上皮注。

由于胸腺肽能增强患者的免疫功能，因此对免疫抑制疗法的病人（例如器官移植受者）是禁用的。

胸腺肽长期应用比较安全，常见的不良反应为发热，少数病人有荨麻疹、皮疹，个别病人出现头昏等，有些患者还会出现严重过敏反应，这与个体差异等因素有关。尽管较为少见，但在用药中仍值得注意。

抗乙肝免疫核糖核酸

抗乙肝免疫核糖核酸，是用乙型肝炎病毒抗原免疫绵羊，经过科学饲养，取其淋巴结、脾脏和肝脏，以科学方法提取精制而成的核糖核酸。又名：乙肝病毒免疫核糖核酸、HBsAg－iRNA、HBAg－iRNA、抗 HB－iRNA。本品具有提高机体细胞免疫功能及诱导内源性干扰素产生的作用，能促进乙肝病毒抗原（HBsAg，HBeAg）阴转，促进乙肝病毒抗体（抗 HBs、抗 HBc)形成，修复肝组织损伤。主要用于治疗慢性乙型病毒性肝炎、肝硬化及乙肝病毒携带者。

抗乙肝免疫核糖核酸与干扰素或胸腺素联用可增强疗效。有研究显示，应用 HBV－iRNA 及小牛胸腺肽联合治疗110 例乙型慢活肝。结果，一年临床基本治愈率及 HBeAg 一年后阴转率较对照组有明显提高。

但是，我们必须注意，部分病例在使用抗乙肝免疫核糖核酸治疗过程中，第一个月会出现谷丙转氨酶增高，可理解为治疗后"应答效应"，属正常现象，继续用药，则谷丙转氨酶降低。如谷丙转氨酶明显升高，可给予护肝药，或停药观察。

中药调节免疫

慢性肝病患者的常见表现为免疫功能的紊乱，病人的虚弱乏力、反复发病、病毒的长期携带、肝癌的发生等均与免疫状态相关，临床用药可考虑应用一些免疫调节剂，某些中草药及其复方配伍制剂有显著提高免疫功能的作用。

中药免疫调节剂按功效可分以下两类。

1. 免疫增强型药物

以益气、养血、温补、滋阴类药物为多。能促进淋巴细胞转化，增强细胞活性的药物有黄芪、苦参、黄精、苡仁、夏枯草、鸡血藤、女贞子、红花、川芎、黄芩、黄连、银花等。能促进吞噬细胞功能的药物有肉桂、山萸肉、补骨脂、香菇、刺五加、白花蛇舌草、穿心莲、黄连、甘草、龟板、夏枯草、丹参、沙参、白芍、桃仁、三棱、莪术等。能促进体液免疫活化 B 细胞及浆细胞，促进产生抗体的药物则以益气、健脾和补肾助阳药及复方为主，如：黄精、苡仁、云芝、天冬、麦冬、补骨脂、淫羊藿、猪苓等。

补阳复方可使抗体提前形成，补阴复方可使抗体存在时间延长。

2. 免疫抑制型药物

以清热解毒和活血化淤类药物为多，多用于肝病急性活动期和肝纤维化活跃期。能抑制或清除抗原药物有鱼腥草、银花、连翘、紫花地丁、穿心莲、黄连、黄芩、黄柏、白花蛇舌草、山豆根、五加皮、猪苓、桃仁、红花、当归、大蒜等。复方可使抗体存在时间延长。

从另一方面分析，某些中药的增强免疫作用是通过诱生干扰素(IFN)来实现的。现代研究证实，中草药中有许多具有内源性干扰素诱生作用或促诱生作用的药物，如从香菇中提取的香菇素在小鼠中能诱导血清 IFN，日本学者从甘草中提取的甘草甜素及甘草次酸制剂能诱生Ⅱ型 IFN，并对细胞免疫功能有增强作用。

当然在配伍使用时，应注意辨证选药。另外，有些药物已制成复方制剂，在选用时应注意适应证，不可盲目用药。

“多糖”的免疫调节作用

免疫调节是治疗肝炎的一个重要手段。近年来，许多多糖(包括植物、动物、微生物的多糖)被证实对免疫功能有促进和调整作用。那么什么是多糖呢？多糖是由 15 个分子的单糖所组成的大分子糖。由几种多糖组成的多糖，叫复合多糖。多糖是细胞的组成，又是细胞功能的重要基石，尤其能对免疫功能起到重要的调节作用，对免疫的调节是高效，无毒副作用的，当免疫力低下时多糖能提升免疫功能，当免疫功能过高时又能加以调节，使之正常化。多糖也可以影响免疫系统的不同环节，提高免疫监视系统的排异能力，或者通过“神经内分泌免疫调节网络”达到免疫的自稳和平衡，增强机体抗病活力，从而发挥抗肿瘤、抗肝炎、抗放射及抗衰老等生物学效应。

目前，市场上用于肝炎治疗的多糖制剂主要是从中药中提取的。如以高等真菌多糖为主的猪苓多糖、香菇多糖、云芝多糖、茯苓多糖、虫草多糖等。实验研究表明，上述多糖能够减弱甚至清除 HBV 血清标志物，保肝降酶，使症状和体征好转。

多糖的临床研究对象主要是慢性乙型肝炎病人，也有人将其试用于治疗丙肝、小儿慢性乙型肝炎。曾有人将多糖提取物用于对乙肝疫苗无应答或低应答小儿，以提高机体对乙肝疫苗的抗体应答能力，继而阻断 HBV 的母婴传播，已取得了良好效果。

多糖早期以单用为主，后发展到联合用药，联合方式一般为：① 与免疫制剂的联合，如与乙肝疫苗、抗乙肝免疫核糖核酸、干扰素和胸腺肽等联合；② 与中成药或方剂联合，如与肝炎灵、乙肝汤、朝阳丸、小柴胡汤等联用，或与清肝利胆、活血化淤的中药联用；③ 与抗病毒药物联用，如干扰素、病毒唑、无环乌苷、阿糖腺苷等联合。研究表明，联合用药效果比单用要好。

随着研究的不断深入，多糖制剂必将在肝炎的治疗中发挥更大的作用。

降酶篇

转氨酶是人体内氨基酸代谢过程中必不可少的“催化剂”（催化酶），身体内约有 22 种氨基酸可以进行转氨反应，各种氨基酸转氨反应时，都需要特殊的转氨酶。当含有转氨酶的组织细胞发生破坏或损害时，相应的转氨酶可进入血流引起血清内酶活力的增高，这种转氨酶的升高可以作为判断某一器官疾病的指标。目前肝科临床诊断中常用的转氨酶有丙氨酸氨基转移酶(俗称谷丙转氨酶 ALT)及门冬氨酸氨基转移酶(俗称谷草转氨酶 AST)。

ALT 及 AST 主要存在于肝细胞中。其中 ALT 主要存在于肝细胞浆中，AST 主要存在于肝细胞浆之线粒体中。当肝细胞损伤时(如肝炎)，ALT 首先进入血液中，当肝细胞严重损伤、危及线粒体时，AST 也会进入血液中。可见，ALT 对肝细胞损伤更为敏感。然而，肝细胞不是唯一储存 ALT 及 AST 的地方，其他脏器如肾、心肌、胰、肌肉、脾、胆、肺等也含有不同程度的 ALT 和 AST，这些地方损伤无疑也会引起 ALT 和 AST 有不同程度的升高。此外，营养不良、酗酒、应用某些药物、发烧等情况均能使转氨酶有轻度升高。生理状态下，血清转氨酶也有变异，如剧烈活动、体育锻炼、月经期时，转氨酶也可暂时升高。

尽管如此，转氨酶升高仍是肝功能损害的重要标志。降酶药在临床肝炎治疗中仍起着十分重要的作用。

正确认识转氨酶

人们对转氨酶存在各种错误认识，认为转氨酶升高就是肝炎、转氨酶异常就有传染性、转氨酶水平与肝细胞损害程度呈正比等等。事实上，很多情况下转氨酶水平正常与否，不能代表肝脏功能好坏。有以下几种情况：

1. 转氨酶正常，肝脏损害存在

慢性乙型肝炎病毒携带者，乙肝病毒指标一直是阳性，但转氨酶从来没有升高过。对这样的病人做肝脏活组织检查却能发现肝脏炎症反应很严重，有的已经发生了纤维化，甚至肝硬化和肝癌。某些肝硬化和肝癌病人，肝功能很差，但转氨酶却正常。不少人因为有了大量腹水、消化道出血，或者体检时发现其他异常才得知原发疾病，隐源性肝硬化是其中一种。

2. 转氨酶很高，但仅是一时性的肝损害

比如服用某种对肝脏毒性较强的药物，可引起转氨酶迅速升高，但停药后就可恢复到正常。大多数急性甲型肝炎病人在发病期转氨酶很高，经过短期休息和治疗后很快恢复正常。一次性大量喝酒也会有类似现象。

3. 转氨酶不高，黄疸很深

有三种情况：一是胆道阻塞，胆汁排泄不畅，做肝功能检查时血液胆红素很高，而转氨酶不高，可见于胆管结石、胆道和胰头周围肿瘤患者。二是重型肝炎，患病早期，转氨酶有不同程度升高，胆红素在较高的水平上，但随着病情的进展，胆红素越来越高，转氨酶反而下降及至正常，这是病情严重的信号。三是淤胆型肝炎，以肝内小胆管损害为主，导致胆汁分泌异常，比如各种少数急性黄疸型肝炎、药物性肝炎、妊娠等。

4. 转氨酶长期异常，但水平不高

多见于慢性乙型和丙型肝炎、自身免疫性肝炎、长期大量饮酒后的酒精性肝炎等。转氨酶水平大多在 100～200 U，小于 100 U 的慢性肝炎病人最需要重视，因为这类病人人数最多，多数患者甚至部分非专业医生认为病情不重而不予重视，结果病情持续发展，最终可能发展为肝硬化或肝癌。

5. 转氨酶轻度增高的脂肪肝

患脂肪肝转氨酶一般不超过 100 U,这种人一般体重超标,这与饮食结构不当、饮食过量、嗜酒无度、缺乏运动等有关。

理性看待降酶药

转氨酶一般指谷丙转氨酶和谷草转氨酶两种,它们主要存在于肝细胞内,当肝细胞受到损伤,会引起血清转氨酶升高。检测血液中转氨酶的高低,是诊断肝炎最常用的方法之一,也借以评估肝脏功能。但是,很多人对转氨酶缺乏正确认识,把降低转氨酶水平当成了治疗肝炎所要达到的惟一目的,结果走了弯路。

不少降酶药能迅速降低谷丙转氨酶,效果立竿见影,很受患者欢迎,但是如果对于其他酶类(如谷草转氨酶、转肽酶等)没有降低作用,这种单纯的降酶药物的保肝作用就很有限。转氨酶正常不等于肝炎被治愈。一些慢性肝炎病人极力追求降酶,服用大量降酶药物,如联苯双酯,结果转氨酶虽然降到正常了,但在停药后,转氨酶很快出现反跳,又升高了。原来这类降酶药物主要是暂时抑制转氨酶活性,影响检测结果,一般对受损肝细胞没有作用,或作用很小,所以停药后就会反复。也就是说,降酶药的降酶作用只是治了一下"标",不能治"本",经降酶治疗转氨酶虽可降至正常,但肝细胞损伤仍然存在。

另外,这种单纯的转氨酶降低还可能掩盖了病情真相,耽误病情。相当多的患者在使用降酶药物后,转氨酶恢复到正常值,病人产生盲目乐观情绪,放弃或忽视了其他重要治疗措施，特别是抗病毒治疗，而长年累月靠使用降酶药物硬性压着转氨酶，“假正常”不仅麻痹了病人，也会麻痹医生。病人沾沾自喜，不主动接受医学监测，不去化验肝炎病毒指标，在转氨酶保持正常的背后，乙肝病毒不断复制，肝脏实质受损日见加重，反映肝实质受损的指标，如转肽酶、胆碱酯酶、白蛋白等等异常逐步加重，病情越发严重。肝脏炎症持续存在，肝纤维化悄悄进行着，肝硬化也即将到来。

过去还有人主张长期应用降酶药，认为待肝细胞病变减轻，转氨酶就不会反弹了。现在观点认为这样做是不可取的，因为长期应用降酶药会影响病人的食欲，产生胃部不适、恶心、呕吐等副作用，更为重要的是不能解决肝炎治疗的根本问题。肝炎病毒复制活跃，肝细胞病变总要发生。一味追求降酶，被认为是本末倒置的治法，不宜提倡。

治疗病毒性肝炎，应正确、适时选用抗病毒药，不能依赖降酶药，治疗肝炎只有病毒被强力抑制，肝细胞免疫病理损伤才能得到改善，转氨酶自然下降，这时的转氨酶正常是“真正常”。

降酶药物应用注意事项

降酶药虽然是常见的肝炎用药，但其使用还是有讲究的。

降酶药使用时要注意疗程，降酶药一般需要半年以上时间，转氨酶正常后，不要立刻停药，而应慢慢减量，维持用药一段时间。突然停药，很可能出现转氨酶的“反弹”，“反弹”后的转氨酶水平可能超过治疗前。观察肝功能时，不应仅仅观察转氨酶，还应通盘考虑肝功能水平，根据患者病情，可酌情添加免疫调节剂等其他治疗肝炎的药物，标本同治。如果考虑使用抗病毒治疗，最好先不要使用降酶药，因为当转氨酶水平升高 2～5 倍，正好是抗病毒治疗的时机，如果使用降酶药物，会干扰病情判断，贻误治疗。

使用降酶药后，要注意经常检测肝功能。转氨酶降为正常后，还要在不用降酶药的前提下经过至少连续 2 次检测(2 次检测间隔时间为 1 个月)合格，才算是真正的正常。此时还要检测肝炎病毒情况，如乙肝病毒核酸(HBV－DNA)转阴或定量检测 $<10^3$ copy/mL，HBeAg 转阴、抗 HBe 转阳，症状基本消失，才能考虑停药。

怎样选用降酶药物？

目前，市场上降低转氨酶药物比较多，一般可选择联苯双酯、双环醇、五味子、垂盆草等药物。

1. 联苯双酯

联苯双酯是合成的五味子丙素的一种中间产物，能增强肝脏解毒功能，减轻肝脏病理损伤，促进肝细胞再生，具有降低血清转氨酶的作用。

联苯双酯降酶速度快(半个月至 1 个月)，幅度大，副作用小。主要降低 ALT(谷丙转氨酶)，疗效好，且多为在 4 周内降至正常，但对降低 AST(谷草转氨酶)无效。多用于轻度慢性肝炎或无黄疸性慢性肝炎，有黄疸的慢性肝炎或活动性肝硬化患者不宜使用。急性病毒性肝炎多为一过性疾病，即疾病经过一段时间可自愈，故不用此药。

虽然联苯双酯降酶效果显著，但是缺点是停药后易反跳，约 50％的病人在半年内 ALT 会“反跳”，但再次给药仍有效。另外，联苯双酯本身并无抗病毒作用，只能单纯起到降低转氨酶的辅助性治疗作用，待肝功能复常后，应该逐渐减量，在医生指导下及时停药。长期使用，容易产生耐药和掩盖病情。

2. 双环醇

具有抗肝炎病毒和抗肝细胞损伤两方面的药理作用。研究结果表明：它可以保护肝细胞核DNA，减少细胞凋亡，还可清除自由基，从而维持生物膜的稳定性。细胞感染肝炎病毒后，会产生各种炎性细胞因子，其中包括氧自由基，它能够损伤肝细胞的线粒体和细胞核，从而引起肝细胞坏死和凋亡，双环醇的清除自由基作用恰好有利于阻断这一病理生化过程。此外，双环醇对HBsAg和HBeAg有明显的抑制分泌作用。降酶方面，与联苯双酯相比，双环醇对转氨酶复常率高且作用持久，服用6个月转氨酶恢复正常的病人中停药3个月后70%以上的病人转氨酶仍维持正常水平。双环醇适用于治疗慢性乙型和慢性丙型肝炎。

3. 五味子

是木兰科植物五味子的果实，用药后可使血清ALT迅速下降，其中慢性肝炎的降酶效果较好，但停药后部分病人会出现“反跳”，实验证明该药有护肝、促进肝脏合成蛋白以及肝细胞再生的作用，并增强肝脏的解毒功能。五味子是益气养肝的良药，久服不伤人，适宜长期服用（1～2年）。由于五味子有效成分主要存在于核仁中，因此，使用前要破核（粉碎），才能充分发挥五味子的降酶作用。

4. 垂盆草

为景天科植物，有清热解毒利尿的作用，副作用小，对急、慢性肝炎患者均有良好的效果。它的降酶作用快，幅度大，但也有反跳。

从上述药物降酶作用来看，较快的为联苯双酯，但其保肝作用最小。停药后都可出现酶反跳的现象，其反跳率与用药时间长短有关，用药时间越长，反跳率就越低，故用药时间最好在半年以上。极个别的人服用联苯双酯后可出现食欲不振、黄疸等表现，停药后症状消失。

退黄篇

黄疸又称高胆红素血症，临床表现即血中胆红素增高而使巩膜、皮肤、黏膜以及其他组织和体液出现黄染。当血清胆红素浓度为 17.1～34.2 μmol(1～2 mg/dl)，而肉眼看不出黄疸者称隐性黄疸。如血清胆红素浓度高于 34.2 μmol/L (2 mg/dl)时则为显性黄疸。

黄疸按照形成原因的不同，分为溶血性黄疸、肝细胞性黄疸、梗阻性黄疸和非溶血性黄疸。

肝炎病人一旦出现黄疸，就说明肝脏有明显炎症，甚至有肝细胞坏死。肝细胞坏死越明显，黄疸就会越深。因此当肝炎病人出现深度黄疸时，应警惕由于大片肝细胞坏死导致重症肝炎的可能性。对有黄疸的肝炎患者使用适当的退黄药是十分必要的。

黄疸和肝炎

很多人认为，有黄疸就肯定得了肝炎。于是整日忧心忡忡，甚至盲目服用治疗肝炎的药物。其实，这种观点是错误的。了解了黄疸的形成，我们就知道有黄疸了并不一定是肝炎。

一般来讲，黄疸可能由以下原因引起：

（1）由于红细胞破坏增加，胆红素生成过多而引起的溶血性黄疸。如新生儿黄疸、恶性疟疾或因输血不当引起的黄疸。

（2）由于肝细胞病变以致胆红素代谢失常而引起的肝细胞性黄疸。如肝炎、肝硬化引起的黄疸。

（3）由于肝内或肝外胆管系统发生机械性梗阻，影响胆红素的排泄，导致梗阻性（阻塞性）黄疸。如胆石症、肿瘤等压迫胆道导致的黄疸。

（4）由于肝细胞有某些先天性缺陷，不能完成胆红素的正常代谢而发生的先天性非溶血性黄疸。

由此可见，只要是血液中间接胆红素或直接胆红素的浓度增高，都可能发生黄疸，肝炎仅是肝性黄疸的原因之一。

另一方面，没有黄疸并非意味着不可能得肝炎。黄疸只是肝炎的症状之一，很多肝炎患者是无黄疸型的，与黄疸型肝炎相比，只是发病相对隐袭，症状相对轻微，经过相对缓慢，这是因为患者免疫应答相对轻，肝细胞损伤程度和广度比黄疸型较轻微而已。

因此，遇到黄疸，应根据具体情况，结合体征、实验室检查、肝活体组织检查、B超及CT等理化检查结果进行综合判断，找出黄疸的原因，千万不要一见黄疸就武断地诊断为肝炎。有了肝炎的其他症状，如消化道紊乱、疲劳、肝区疼痛，特别对于肝炎病毒携带者，一定不能掉以轻心，很可能是肝炎急性发作，要到医院及时诊断治疗。等到黄疸出现，就可能错过了最佳的治疗时机。

退黄药物漫谈

目前,可用于黄疸治疗的药物主要有以下几种:

1. 苯巴比妥

是长效镇静催眠剂,因有酶诱导作用,故在肝病时可用于退黄。它的作用机制为:促使胆红素的排泄和运输,并诱导胆固醇降解酶促使胆固醇分解成胆酸,排出体外。苯巴比妥临床主要用于淤胆型肝炎,但对肝脏有轻微的损害,因此对肝功能损害较重的肝炎须慎用。

2. 熊去氧胆酸(优思弗)

干扰胆酸和鹅去氧胆酸在小肠的吸收,从而降低血液中的胆盐,有利胆作用。具有抗胆汁淤积,促进胆汁分泌,增加胆汁流量的功能,常用于肝内淤胆的病毒性及药物中毒性肝炎,慢性肝炎、淤胆性肝炎、肝硬化、原发性胆汁性肝硬化及原发性硬化性胆管炎。

3. 腺甘蛋氨酸(思美泰)

肝硬化时腺甘蛋氨酸的合成明显下降,使防止胆汁淤积的正常生理过程削弱,因而补充腺甘蛋氨酸可改善这一状况,防止胆汁淤积。此外,腺甘蛋氨酸参与体内的一些生化反应,提高了肝细胞的生物活性,促进解毒物质的合成,起到保护肝细胞的作用。常用于治疗肝硬化前和肝硬化所致肝内胆汁淤积,对乙醇性肝病也有效。也可用于治疗妊娠期肝内胆汁淤积。该药安全性高,副作用轻微,偶有短暂失眠、恶心、静脉炎等,不需停药便可逐渐消失。

4. 门冬氨酸钾镁(潘南金)

含天门冬氨酸、钾离子、镁离子等。能促进氨和二氧化碳在细胞中的代谢，用于治疗伴有胆红素血症的急、慢性病毒性肝炎。由于门冬氨酸对细胞有较强的亲和力，作为钾、镁离子的载体，可提高细胞内钾、镁离子的浓度，同时加速肝细胞内三羧酸循环，对改善肝功能，降低血中胆红素浓度有一定作用。最早是用于治疗洋地黄中毒引起的心律失常，后来发现它有退黄疸作用。临床上门冬酸钾镁用于治疗黄疸型肝炎，有加速黄疸消退、改善临术症状等作用。

5. 茴三硫(胆维他)

有护肝、促进胆汁分泌的作用。用法：口服，每次 25 mg，每天 3 次。

6. 苦黄注射液

由苦参、大黄、茵陈、柴胡、大青叶五味中药提取而成。茵陈、大黄都具有良好的退黄作用，柴胡能疏肝解郁、引药入肝经，苦参、大青叶能清热解毒、利湿，所以苦黄具有利湿退黄、清热解毒的作用。

7. 茵栀黄注射液

由茵陈提取物、栀子提取物、黄芩苷共同组成，具有清热、解毒、利湿、退黄之功效。茵栀黄在治疗肝炎方面有以下作用：① 能通过诱导肝脏酶系统增加肝脏对胆红素的摄取、结合和排泄能力；② 减轻肝实质炎症，防止肝细胞变性坏死，促进肝细胞修复和再生；③ 增强肝脏解毒功能，增加肝细胞内糖原蓄积，还有抑菌作用。临床上用于治疗黄疸肝炎，包括急、慢性肝炎及重型肝炎。

8. 强力宁、甘利欣

两药是从中药甘草中提取的，具有激素样作用而无激素的副作用，通过调整免疫作用阻止肝细胞的坏死，使临床症状改善，黄疸消退。在用药过程中，个别病人有腹胀表现，停药或减量后症状可消失。

辨证退黄

黄疸通常是由于肝细胞损伤，使胆红素的摄取、结合和排泄过程中任何一个环节发生障碍引起的。在中医学的认识上，重症肝炎引起的黄疸，其发病机理为湿热壅盛，疫毒炽盛者，迅即深入营血，内陷心肝，充斥三焦，多脏受累，变症丛生，且可因热毒内陷，阴气耗竭，导致的邪闭正脱诸证。从病因学上看，黄疸是由于外感时邪，七情内欲，饮食不节，嗜酒无度等因素造成。

黄疸的治疗原则，早期重在祛邪，采取清热祛湿、通腑泄热、凉血化淤迅速控制病情发展，截断病势。后期重在扶正，顾护脾胃，滋养肝肾，积极防治腹胀(鼓肠)、出血、顽固性呃逆和呕吐、肝性脑病等并发症。

中医将黄疸型肝炎分为热重于湿、湿重于热和湿热并重三个亚型。

1. 热重于湿者

主要症状是眼睛与身体皮肤颜色如橘黄色，大便秘结，口干口苦，发热，肋腹胀满，苔黄腻，舌质红，脉滑数。治疗以清热利湿，佐以通下为原则。常用茵陈蒿汤加减治疗。

2. 湿重于热者

其症状表现为皮肤、眼睛黄染，但不如热重于湿的黄疸鲜明，腹胀便溏，口淡不渴，乏力明显，苔白腻或微黄，舌质正常，脉沉缓或滑。治疗以淡渗利湿，佐以健脾为原则。常用茵陈五苓散加四金(鸡内金、金钱草、郁金、海金沙)治疗。

3. 湿热并重者

具有上述两型特点，主要表现除有黄疸外，可有发热、口渴但喝水不多，口苦口黏，尿色黄赤，大便时干时稀，舌质红，苔白腻，脉滑数。治疗以清热利湿为原则。常用茵陈蒿汤与四苓散加减治疗。

目前，退黄的中草药制剂已从单方向复方发展，以清热解毒、清热化湿、疏肝利胆、养阴活血为作用机制的新一代药物治疗各种原因的黄疸症，取得了显著的效果。但是，由于黄疸产生原因的复杂性，退黄并不简单，应在辨证施治基础上有针对性地选用退黄药物，否则可能导致黄疸难退，久治不退等不良后果。

保肝篇

保肝药，准确地讲应为保护肝细胞功能的药物，其作用是保护受损的肝细胞，促进肝细胞修复，保护肝细胞免受损伤或减轻其损伤，增强肝脏的解毒功能。肝炎患者由于病毒的直接或间接损伤，会引起细胞膜结构和功能的变化以至细胞凋亡，使肝细胞不能正常行使功能，这时，适当地应用一些保肝药是十分必要的。

但应该指出：保肝药物只能用于慢性肝炎的辅助治疗，如果不使病毒这一肝炎元凶受到抑制，保肝药也只能取得暂时的效果。目前，市场上一些厂家过分宣传一些所谓保肝药(大多为复方中药)的功能，夸大疗效，甚至用其替代抗病毒治疗，这是十分错误的，不仅会耽误乙肝患者的治疗时机，延误病情，而且也造成经济上的浪费。

肝病患者常用的保肝药

目前由于肝炎尚缺乏特异性治疗，除了对部分病毒性肝炎患者可用抗病毒药外，保肝药对各型病毒引起的肝功能异常普遍适用，可改善症状，缩短病程，促进肝细胞修复。目前，临床上常用的保肝药物有维生素类药物，促进肝脏解毒的药物，促进能量代谢的药物，促进蛋白质合成的药物和中药等多种。

西药的保肝药物有：

1. 维生素类药物

慢性肝炎、肝硬化的患者，因长期进食差，或在治疗时使用激素等免疫抑制剂，因药物的干扰可造成某些维生素的缺乏。因此对这些患者应注意维生素的补充。如维生素 B_1、B_2、C、K 等。目前市场上常见的口服维生素制剂有 21 金维他、施尔康等。

2. 具有解毒功能的药物

某些药物能与肝内的毒物结合形成无毒的或低毒的物质经尿排出，从而起到保护肝脏的作用。如葡萄糖醛酸内酯（商品名：肝泰乐），常用剂量每次 0.1～0.2 g，每日 3 次口服。重症病人可静脉给药，无明显毒副作用。

3. 促进能量代谢的药物

肝脏几乎参与体内所有物质的代谢过程，对维持人体生命活动具有重要意义。因此，肝炎患者可用促进能量代谢的药物，在临床上应用最多的是：① 三磷酸腺苷，能够提供机体所需的热量并参与体内的糖、脂肪及蛋白质的代谢。② 辅酶 A，在糖、脂肪、蛋白质代谢方面起着重要作用。③ 肌苷，可直接进入细胞内，参与细胞内的能量代谢和蛋白质合成，促进肝细胞修复和再生，可使受损的肝细胞功能恢复。

4. 促进蛋白质合成的药物

白蛋白及新鲜血或血浆可以改善病人的低蛋白血症，可促进肝细胞再生，增加机体的抗感染能力，促进疾病的恢复。宜小剂量多次输给。

中药的保肝药物有：

1. 味子制剂

五味子是传统收敛、益气类中药，具有独特的降谷丙转氨酶功效。五味子及其提取物的降酶作用主要通过改善机体的综合调节功能，如调理免疫、稳定肝脏细胞膜、保护细胞器、细胞核，促进病理修复、改善肝脏功能来实现。其主要成分有木脂素、五味子甲素、五味子乙素、五味子丙素等。上述成分主要存在于五味子核仁中，因此，选择五味子粉剂（破核）可充分发挥五味子的降酶作用。目前很多复方保肝药里均配伍五味子。

2. 甘草酸制剂

甘草是使用频率极高的中药，其有效成分是甘草甜素即甘草酸和甘草次酸，目前临床常用的甘草酸制剂有甘草甜素片和同成分的注射剂强力宁、甘利欣等。最近，学者们通过对脂质复合物的研究，又开发出一种兼具了抗炎和修复肝细胞膜两种功能的新一代甘草酸制剂——天晴甘平。甘草酸类药物的主要作用机理是调节内源性类固醇激素的代谢，对肝脏类固醇代谢还原酶有较强的亲和性而降低了皮质醇的灭活，因此有类固醇的作用及副作用，可起到抗炎，抗过敏作用，并因肝细胞炎症水肿的好转达到退黄疸、降酶的目的。但本药长期大量应用可致水钠潴留、低血钾等不良反应。

3. 肝炎灵(山豆根注射液)

肝炎灵注射液为植物山豆根中提取的生物碱制剂，主要成分是苦参碱，可减轻肝细胞的变性、坏死，促进肝细胞的再生和修复，具有明显的保肝作用。肝炎灵能迅速降低谷丙转氨酶，提高血清白蛋白，降低球蛋白，对乙肝病毒复制有一定抑制作用。本药无明显毒副作用。

4. 其他

以保肝降酶为主的药物还有齐墩果酸片、垂盆草冲剂以及多种复方制剂等。以保肝利胆退黄为主的药物有茵栀黄口服液、茵栀黄注射液、大黄注射液、苦黄注射液、清开灵注射液等。作为慢性肝炎的辅助治疗药物有六味地黄丸、大黄䗪虫丸、小柴胡冲剂、云芝肝泰、乌鸡白凤丸等可根据整体辩证选用。

应该指出，肝脏在药物代谢中起重要作用，大多数保肝药物在肝内经生物转化而排出体外。如果应用过多的保肝药物，就会增加肝脏的负担，使肝功能损害进一步加重。所以保肝药物不可滥用，以少用为佳。

肝病孕妇要不要吃保肝药

怀孕前或怀孕期间染上了肝病，孕妇及家人会担心治疗肝病的药物会影响胎儿，造成胎儿畸形等。有些孕妇整日忧心忡忡，在接受治疗的同时承受了较大的心理压力。而有些患者则干脆拒绝用药或根本不去就医，认为孕期患病是腹中孩子带来的，等孩子生下后会变好的。这些做法对肝病的治疗和恢复是很不利的。孕期谨慎用药是对的，但是有病不治，病情就会不断发展，最后自身难保，更谈不上胎儿的安全。

妊娠在一定程度上增加了孕妇的肝脏负担，可影响妊娠的正常发展，甚至导致早产、流产、死胎和其他产科疾病。同时，妊娠合并肝病，尤其是产科并发症可使肝病恶化，甚至出现黄疸、出血倾向、腹水、肝昏迷等严重征象。因此，妊娠期肝功能异常必须积极对待，不可掉以轻心。

但是孕期用药，必须遵循孕期用药的几个原则，保肝药也不例外。

（1）用药必须有明确的指征，不可滥用药物。

（2）应用的药物必须被证明对胎儿无害。

（3）严格掌握剂量及持续时间，及时停药。

（4）当疾病严重危及孕妇健康甚至生命时，有些药物虽可能对胎儿有不良影响，在权衡利弊后仍需给药。

一般来说，常用的保肝药如肝泰乐、益肝灵、复合维生素B类对胎儿均无不良影响。重要的是：肝病患者怀孕后，要到专门的肝病产科就诊，如为早孕，就诊时应告诉医生，自己已经怀孕了。用药时，医生会考虑选择对胎儿无影响或影响小的药物。孕妇本身不必过于紧张忧虑，应遵医嘱用药，积极治疗肝病。

另外，孕妇在应用保肝药的同时，还应注意查明导致肝功能不良的病因，标本兼治，才能达到保护孕妇健康、确保胎儿宫内安全及正常生长的目的。

治肝护肝老将“肝泰乐”

目前市场上的保肝护肝药，种类繁多，我们不能忘记其中的一位老将“肝泰乐”，至今它在临床使用中仍占有一席之地。

肝泰乐主要成分为葡醛内酯，是增强肝脏解毒功能的保肝药。主要用于急慢性肝炎、肝硬化的辅助治疗，也用于食物或药物中毒，同时还可用于关节炎、风湿病的辅助治疗。当肝细胞损伤时，肝脏的解毒功能下降，葡醛内酯进入机体内，在酶的作用下，转变为葡萄糖醛酸，可与含有羟基或羧基的毒物结合，形成无毒或低毒的葡萄糖醛酸结合物，从尿液中排出，因此它有保护肝脏及解毒作用。此外，肝泰乐可降低肝淀粉酶的活性，阻止糖原分解，使肝糖原含量增加，降低脂肪在肝中的蓄积。

肝泰乐用法用量主要为：

(1) 口服，成人一次 2～4 片，一日 3 次。5 岁以下小儿一次 1 片；5 岁以上一次 2 片，一日 3 次。

(2) 肌注或静注：每次 0.1～0.2 g，1 日 1～2 次。

要注意的是：如正在服用其他药品，使用肝泰乐前要先咨询医师或药师；维生素 K_3 不宜与肝泰乐混合注射。

一般来讲，肝泰乐的主要不良反应有：偶有面红，轻度胃肠不适，减量或停药后即消失。

值得注意的是，慢性肝炎病人病情缠绵，大多与机体的免疫功能有关，如果片面地多用肝泰乐等保肝药，效果其实并不好。因为在病人饮食尚可的情况下，身体并不缺乏这些护肝成分，用多了反而会引起不良反应。

护肝使者——苦参碱类生物碱

苦参碱类生物碱是目前临床广泛使用的一类保肝药，主要包括苦参碱和苦参素（氧化苦参碱）。苦参素是苦参碱经氧化合成、纯化、提取而得，与苦参碱作用类似但临床效果和安全性更好。

苦参碱和苦参素主要由豆科槐属植物苦豆子的成熟种子中提取、分离而得。苦豆子全株味极苦，性寒，具有清热解毒、抗菌消炎作用。基础研究表明，苦参碱和苦参素具有抗病毒、抑菌、抗肝纤维化、阻断肝细胞凋亡、稳定细胞膜、调节免疫、保护肝细胞、调控免疫以及消除氧自由基等多种作用。同时，还可以增加胆汁流速，消退黄疸。苦参碱用于缓解肝脏炎症时，降酶迅速，一般2～4周ALT可恢复正常，对AST作用不明显。苦参碱停药后可能“反跳”，但重复应用仍可有效。目前，临床上苦参碱和苦参素主要用于治疗慢性乙肝以及各种原因所致的急、慢性肝损害，可以减轻中毒性肝损害，促使肝脏再生和修复。也用于治疗肿瘤放疗、化疗引起的白细胞低下和其他原因引起的白细胞减少症。

苦参碱制剂剂型比较多。以前，临床大多采用肌注型苦参碱和苦参素注射液，后来为了避免肌注造成的局部疼痛，厂家陆续研制出口服的片剂和胶囊，以及用于静脉滴注的苦参碱滴注液和苦参素注射液，苦参碱、苦参素的冻干粉针也已进入临床。2004年起，苦参碱、苦参素和葡萄糖、氯化钠配伍的大输液也在临床广泛应用。患者可根据具体情况选择合适的剂型。

应用苦参碱类生物碱时主要不良反应有过敏、心悸、口咽干燥等，在使用静脉注射的苦参碱制剂时，还应注意滴注的速度一定要缓慢，过快则可有头晕、恶心等不良反应。

保肝奇葩——易善复

多烯磷脂酰胆碱胶囊，进口药物名字是易善力，国产名字叫做易善复，也称肝得健，是新型的保肝药物。它的主要成分是"必需"磷脂，是天然胆碱磷酸甘油二酯，含多种不饱和脂肪酸（亚油酸70%、亚麻酸、油酸等）以及维生素 B_1、B_2、B_3、B_{12}、维生素E等等。易善复以整个分子与肝细胞结合，对受损细胞进行生理性修复，增加细胞膜的流动性，为恢复肝功能创造了先决条件，并可使肝细胞组织再生，协调磷脂与细胞膜组织之间的功能，使肝脏的脂肪代谢、蛋白质合成及解毒功能恢复正常。同时作为脂蛋白的主要成分，易善复促进脂蛋白合成，平衡脂质代谢，减少甘油三酯在肝内的沉积，阻止肝脂肪变性。易善复还能保护肝脏细胞结构，并可以防止肝细胞坏死及结缔组织增生。

当患肝脏疾病时，肝脏的代谢活力受到严重损伤。易善复具有帮助受损的肝功能和酶活力恢复正常，调节肝脏的能量平衡，促进肝组织再生，将中性脂肪和胆固醇转化为容易代谢的形式，稳定胆汁等功能。易善复适用于所有类型的急性和慢性肝病，可预防胆结石复发，也可保护怀孕导致的肝脏损害，治疗银屑病、放射综合征等。

口服易善复胶囊，开始是每天3次，每次2粒。每天服用量最多不能超过6粒，一段时间后，剂量可减至每日3次，每次1粒，维持剂量餐后用足够量的液体整粒吞服，不要咀嚼。

但是应该注意，大剂量时偶尔会出现胃肠道紊乱（如腹泻）。如果忘服一次剂量，可在下次服药时将剂量加倍。如果忘服一整天的易善复胶囊，就不要再补服了，可接着服用第二天的药物。

甘草酸制剂家族谱

甘草酸制剂是目前临床最常用的保肝药之一。甘草酸是从中药甘草中提取的一种三萜皂苷，具有增强肝脏解毒能力，抑制肝细胞炎症反应，使各种原因所致的肝细胞变性、坏死的进程明显减慢，程度明显减轻，防止或减轻各种致病因子对肝细胞的损害等功能。同时，甘草酸还有使血清谷丙转氨酶明显下降，肝细胞内蓄积的肝糖元及核糖核酸含量很快恢复正常或接近正常，促进胆红素代谢以及一定的抗病毒、抗肝纤维化作用。多年来甘草酸制剂一直为医生和广大患者所喜爱，临床应用十分广泛。

甘草酸从 1948 年被发现发展到今天已近 60 年了，至今仍方兴未艾。期间经历了四代产品的新老更替。

第一代（1948 年）——甘草甜素片问世，它是甘草酸单钾盐的糖衣片，在水中易溶解，口服后大部分在胃内分解为甘草次酸，主要用于抗炎、治疗溃疡和皮肤病等领域。易发生类似醛固酮增多症的临床表现。

第二代（1988 年）——复方甘草酸苷（强力宁）问世，其有效成分是 β-甘草酸单铵盐，具有抗炎、抗肝脏毒物、抗生物氧化、抗过敏、抑制诱变、影响内源类固醇激素等作用。甘草酸制剂开始从皮肤病领域转入肝病的治疗。

第三代（1994 年）——甘利欣问世，其有效成分是从甘草中高效分离、筛选出的以 α-甘草酸为主的二铵盐。α-甘草酸对内源性类固醇激素的调节作用比 β-甘草酸强，所以抗炎作用更强。α-甘草酸的体内分布主要在肝脏，而 β-甘草酸为全身分布，所以 α-甘草酸比 β-甘草酸更适合肝病的治疗。β-甘草酸极性大，吸收差；α-甘草酸具有亲脂性好，在胃肠道中呈单分子，更易吸收。

第四代（2004 年）——异甘草酸镁（天晴甘美）问世，这是世界上第一个保肝领域的手性药物，是甘草酸的单一反式旋光异构体。主要成分是α-甘草酸制成的口服脂质复合物，在体内分布迅速，降酶速度更快；清除半衰期在24小时左右，做到了真正的一天一次给药；"反跳"更少，不仅解决了甘草酸制剂口服吸收难的问题，同时使一种药物兼具了抗炎和修复肝细胞膜两种功能，是一个多功能的肝细胞保护剂。

虽然甘草酸制剂家族兴旺，功能强大，一代比一代更强，但也有缺点。

甘草酸制剂的副作用最明显的是会引起药源性高血压。不管单方或复方甘草素制剂，都对人体血清的钾、钠离子有影响。如果使用时间过长，或剂量过大，都可能引起高血压反应。因此，在使用时应注意：

(1) 应在医师指导下使用，不要擅自服用或静脉点滴，更不能擅自延长疗程或加大剂量。

(2) 没有高血压病史的慢性肝炎患者，应用甘草甜素制剂一般不超过3个月，在3个月后可改用其他保肝药，如水飞蓟制剂、肝泰乐等。

(3) 有高血压病史者，特别是40岁以上的中老年慢性肝病患者，要慎用或不用甘草甜素制剂，中度以上高血压病人禁用此药。

(4) 应用甘草素制剂的病人，一定要定期检测血清钾、钠离子情况，监测血压，必要时加用保钾类利尿剂，如安体舒通(螺内酯)，它是一种醛固酮拮抗剂，可对抗甘草甜素的副作用，在利尿排钠同时保钾。

保肝药也会造成肝损害

许多乙肝患者有这样一种观点：既然是保肝药就是保护

肝脏的，那就多多益善，看到有保肝作用的药物就买来服用，甚至同时服用多种保肝药。这种做法是十分错误的。滥用保肝药不仅不能保肝，而且还可能造成严重的肝损害。

肝脏是人体中重要的代谢器官，在机体的蛋白质、脂肪、葡萄糖的代谢中起着重要的作用。同时肝脏又是人体主要的解毒器官，我们所服用的各种药物，大多要通过肝脏进行代谢，因此任何药物的应用都势必增加肝脏的负担，甚至引起肝脏的损害。保肝药也不例外，大量服用保肝药在增加肝脏负担的同时还会在体内蓄积，对肝脏造成损害。而且长期滥用保肝药物还会增加患者对药物的依赖心理，进而干扰治疗用药的科学性和针对性。药物造成肝脏损害的原因主要有以下几个方面：

（1）某些药物本身对肝脏有直接的损害作用。

（2）某些药物在代谢之前对肝脏没有直接损害，但是在代谢过程中产生的代谢产物对肝细胞有损害。

（3）药物在人体中的代谢存在明显个体差异，同样的药物、同样的剂量对某些人无明显肝脏损害，但对另外一些人可能造成严重的不良反应和肝脏损害。

另一方面，由于肝细胞功能的变化主要是由于病毒的直接或间接损伤引起的，如不能抗病毒去除病因，保肝药只能取得暂时的效果，所以只能用于慢性肝炎的辅助治疗。最后要注意即使是保肝护肝药，也要在医生的指导下才可以应用，避免乱用药对肝脏带来的不必要的负担和损伤。

抗肝纤维化篇

肝纤维化不是病名，而是一个病理概念。几乎任何能造成慢性肝损害的病因如慢性乙型肝炎、慢性丙型肝炎、脂肪性肝炎(酒精性或非酒精性)、免疫性肝病、血吸虫病、药物性肝病等都可以引起肝纤维化。肝纤维化使肝脏结构发生改变,肝细胞的血液供应等受到影响,肝脏功能逐渐丧失,最终发展为肝硬化。在20世纪70年代之前,人们认为肝纤维化无药可医,且不可逆转。80年代之后,随着医学科学的发展,人们逐渐认识到,肝纤维化是肝脏受损后机体在修复过程中纤维组织在肝组织中过度沉积的一种可逆性病理现象。这一认识,成为推动肝纤维化治疗研究的重要动力。由于肝纤维化是慢性肝病发展为肝硬化和肝衰竭进而导致患者完全丧失生活能力和死亡的中间过程,因而在没有有效的抗病毒、控制肝脏慢性炎症方法的情况下,积极治疗肝纤维化,使之逆转或延缓其发展,对提高患者生活质量,改善患者预后,有十分重要的作用。

肝纤维化的药物治疗

肝纤维化为诸多慢性肝病发展至肝硬化过程中所共有的病理组织学变化,是影响慢性肝病预后的重要环节。一般一个人只要患有慢性肝病,必然伴有肝纤维化。“肝纤维化”患者数量庞大,乙型肝炎、丙型肝炎、药物性肝损伤、酒精性肝病、脂肪肝等疾病,都伴随着肝纤维化的发生和发展,最终发展成肝硬化,甚至引起肝衰竭,导致死亡。在对原发疾病(如我国最常见的慢性乙型肝炎)尚无有效病因治疗方法的情况下,减缓或阻止肝纤维化进程是一种相当重要的治疗对策。

目前,抗肝纤维化的组方以丹参、桃仁、虫草菌丝、七叶胆等有良好的抗纤维化作用的中药为主。主要有以下药物:

1. 虫草头孢菌丝

可阻断或延缓肝纤维化的形成，同时可增加胶原酶的活性，促进新生胶原的降解，而且还具有增强免疫反应的作用。

2. 丹参制剂

可减轻肝硬化动物细胞外基质的产生，提高胶原酶活性，减少肝星状细胞向成纤维细胞的转化。

3. 桃仁制剂

能增加肝脏血流量，提高胶原酶活性，促进肝内胶原分解代谢，抑制肝窦毛细血管化，抑制星状细胞活化。

4. 干扰素

γ-干扰素具有抗肝纤维化作用。也有报道应用γ-干扰素治疗有效的病人，血清纤维化指标下降，肝内纤维化程度减轻。

5. 双防己甲素

可减轻病变部位的炎性细胞浸润和肝细胞坏死，促进肝功能恢复。临床观察用50 mg，每日3次，连服6个月。治疗后肝纤维化程度减轻。

6. 秋水仙碱

抑制前胶原在微管的聚合和分泌，增强胶原酶活性，从而降低胶原的合成，并促进基质降解。

7. 柴苓汤

由小柴胡汤及五苓散组成，可稳定肝细胞膜，疏通和调节肝脏微循环，促进肝细胞再生，减轻肝纤维化。

其他抗肝纤维化药物如赖氨酸、精氨酸及其同分异构体、山黧豆衍生物，D-青霉胺等可酌情使用。

冬虫夏草制剂的抗肝纤维化作用

冬虫夏草为麦角菌科真菌冬虫夏草菌寄生在蝙蝠科昆虫幼虫上的子座及幼虫尸体的复合体,含丰富的氨基酸和微量元素。冬虫夏草味甘,性温。归肺、肾经。具有益肺、强肝、补肾的功效。目前,一些冬令进补的中药方剂,多离不开冬虫夏草。由于冬虫夏草至今尚不能由人工培育,货源稀缺,导致其价格扶摇直上。现大量使用的冬虫夏草菌丝体是人工培养的虫草菌丝,其成分及药理作用与冬虫夏草相似,但价格要低廉很多。目前市场上的虫草制剂主要有:金水宝、心肝宝和百令胶囊等,主要成分均为冬虫夏草菌丝体。

冬虫夏草制剂临床应用非常广泛,对于慢性肝炎患者而言,它是一种具有较好抗肝纤维化作用的药物。

大量现代研究发现:虫草菌丝对肝脏损伤具有一定的保护功能,有较强促进肝细胞再生的作用,能抑制总胶原及Ⅰ、Ⅲ型胶原在肝脏内沉积,经治疗后胶原酶活性提高,其丰富的氨基酸含量可提高血清白蛋白,具有增强免疫反应的作用。冬虫夏草抗纤维化作用可能与其免疫调节作用有关。冬虫夏草多糖可能通过提高吞噬细胞的吞噬活性,从而增加毒性物质的清除,抑制致纤维化细胞因子的释放,最终抑制了胶原的合成,有效减缓肝纤维化进程。

虫草菌丝还具有一定的抗血吸虫病肝纤维化作用。虫草及虫草菌丝可作为慢性肝炎及肝炎后肝硬化患者调整蛋白代谢、抑制 γ-球蛋白、纠正谷丙/谷草倒置的药物。虫草及脂质体制剂对肝细胞具有导向性,并具有免疫佐剂的功能和肝细胞的营养作用,可增强冬虫夏草多糖的免疫调节和改善肝功能作用。

冬虫夏草在应用时也要像注意其他药物一样关心其不良反应，一般来讲：单独应用，剂量过大，偶见肾功能损害，需引起注意。

目前市场上的冬虫夏草主要来自青海、甘肃等产地，药材的品质以个大、虫体色泽鲜黄为上品。市场上假虫草相当多，应加以识别，切莫上当受骗。

脂肪肝

随着我国人民物质生活的不断改善,我国脂肪肝的发病率逐年升高,已占到平均人口的10%,在肥胖、嗜酒和糖尿病人群中可高达50%～60%,其中约25%的患者发生肝纤维化,1.5%～8.0%的患者发展为肝硬化。因此,脂肪肝的防治对阻止慢性肝病进展和改善预后是十分重要的。

肝脏是脂肪代谢的重要场所,对脂质物质代谢包括脂肪的消化、吸收、氧化、转化等起重要作用。若因各种原因使肝脏脂肪代谢功能发生障碍,就会使脂类物质平衡失调,脂肪在组织细胞内储积。当储积量超过肝重量的5%以上或在组织学上有5%以上肝细胞脂肪化时便可称为脂肪肝。脂肪肝患者,有一部分人除体重增加外并无明显症状。大部分人有乏力、食欲不振、腹胀、腹泻等症状。有的人因肝体积增大、肝包膜被牵拉而感肝区胀痛。如有肝炎病史的患者,往往自认为肝病加重而更加限制活动、增加营养;由于体重日增,脂肪肝加重,肝区疼加剧,形成恶性循环。个别人因小胆管受压可有轻度黄疸。还有一部分人只表现为长期轻、中度转氨酶升高,而无任何不适感,只是在体检时发现转氨酶升高、血脂升高尤其是甘油三酯的升高。B超、CT等超声检查有助于发现脂肪肝,肝穿刺活检有助于确诊。

脂肪肝不是一个独立的疾病,而是由多种疾病和原因引起的肝脏脂肪性变。常见的诱发脂肪肝的因素有:

1. 饮食因素

长期营养不良、饥饿或长期食用含有高脂肪、高胆固醇(如肥肉、蛋黄、奶油、巧克力等)是形成脂肪肝的重要原因。

2. 长期大量饮酒

在酒精的作用下也可使肝内脂肪代谢发生障碍,脂肪细胞堆积,发生"慢性酒精中毒性脂肪肝"。

3. 肥胖

约半数肥胖的患者可见有轻度脂肪肝,在重度肥胖症的患者中,脂肪肝的发病率可高达60%~90%。

4. 药物或化学毒物

如类固醇激素、生长激素、水杨酸制剂(如阿斯匹林)、某些镇静安眠药,工业或实验室常用的苯、砷、酒精、碘仿、四氯化碳、锑等均易诱发脂肪肝。

5. 感染

如结核病、慢性溃疡性结肠炎,慢性支气管炎,慢性肝、胆以及肾脏疾病常可伴发脂肪肝。

6. 内分泌疾病

糖尿病、脑垂体前叶及甲状腺功能亢进症等,尤其是糖尿病患者中,其脂肪肝的发病率达20%~80%(平均50%),而脂肪肝病人中有糖尿病者也占4%~46%(平均25%)。

7. 慢性缺氧

如重度贫血、心血管及呼吸系统疾病及高空、高原作业等,常常因为严重缺氧,影响肝脏的脂肪代谢功能,从而发生脂肪肝。

8. 其他

如不爱运动、长期坐着工作的人等也可能发生脂肪肝。

治疗脂肪肝的药物很多,主要分为:降脂性药物、护肝去脂药和中医药。但需说明的是，目前脂肪肝的治疗仍以去除病因，积极治疗原发病，坚持合理饮食制度和每天坚持有氧运动为主，药物仅起辅助治疗作用，应根据脂肪肝的病因和病情合理选用。

脂肪肝的分类及治疗

脂肪肝一般可以分为六类：

1. 病毒性肝炎合并脂肪肝

病毒性肝炎患者发生脂肪肝，与肝脏利用脂肪的能力下降有关，加上过分限制体力活动、长期高热量高糖饮食而逐渐形成脂肪肝。

这类病人饮食中应适当减少脂肪、糖类及总热量的摄入，并增加适当的体育锻炼。肝炎病毒感染还可直接影响肝脏脂肪代谢，从而导致肝组织脂肪变性，对此，应同时加强对原发病的治疗。由于病毒性肝炎患者肝脏对药物的解毒能力下降，在服用氯贝特类药物的同时，易引起肝功能损害。因此，应选用护肝去脂类药物。肝功能不正常者，可服用降酶药物治疗。病毒性肝炎合并脂肪肝，其预后主要取决于肝炎本身的进程。因此，使用抗病毒药物治疗病毒性肝炎有利于脂肪肝的好转，并可减轻由于长期的肝内脂肪沉积引起的肝纤维化。

2. 肥胖性脂肪肝

与食物中脂肪供应过多和肥胖者体内脂肪酸的释放增加以及肝细胞合成甘油三酯的能力增加有关。此外，还与肝内脂肪酸利用减少和遗传因素等有关。肥胖性脂肪肝的治疗主要为控制肥胖，必须通过合理饮食、适当运动和积极治疗糖尿病等方法进行全面治疗。在保证营养的前提下，应适当减少脂肪、糖类及总热量的摄入，脂肪宜选用植物油并限制高胆固醇食物的摄入。不能仅期望服用一些药物，在短期内达到治愈脂肪肝的目的，也不应盲目服用降脂药，以免加重肝脏负担，加重脂肪肝所致的肝损伤。

3. 酒精性脂肪肝

酒精性脂肪肝的治疗关键在于戒酒。如果在酒精性脂肪肝的早期戒酒，同时摄入高蛋白、高热量、高维生素饮食以纠正营养不良，肝内脂肪变性可完全恢复。很多酒精性脂肪肝病人戒酒后均于2～4个月内完全恢复。酒精性脂肪肝的中晚期戒酒，对已形成的脂肪肝和肝硬化的病变均可有明显的逆转。

4. 营养不良引起脂肪肝

这类脂肪肝主要由于蛋白质缺乏、摄入氨基酸不平衡的食物、缺乏合成载脂蛋白所需的氨基酸、食物中缺乏胆碱从而引起卵磷脂合成不足使甘油三酯无法运出肝外等因素造成的。多见于营养摄入不足或吸收障碍以及慢性消耗性疾病患者。经补充营养、高蛋白、高维生素饮食一段时间后，营养状况、肝肿大和肝功能均很快恢复。

5. 糖尿病引致脂肪肝

主要由于胰岛素效用不足所致，使脂肪酸流向肝脏增多，脂肪组织的脂解速度加快，极低密度脂蛋白增加，清除极低密度脂蛋白、低密度脂蛋白速度降低，高密度脂蛋白水平亦常有所下降。由于糖尿病引起脂蛋白代谢紊乱，使脂肪在肝内堆积增加，形成脂肪肝。经控制血糖后，脂肪肝即可得到改善。此外，药物引起的脂肪肝必须停药。急性妊娠性脂肪肝须及早终止妊娠。

6. 血脂正常的脂肪肝

血脂正常的脂肪肝患者主要是因为肝脏对脂肪代谢的能力减退，或进食的脂肪超出了肝脏对其的代谢能力。因此，其主要治疗措施是加强肝脏对脂肪的代谢能力，同时减少饮食中脂肪的摄入量。治疗可选用硫普罗宁、水飞蓟类药物。降脂药物促进肝脏内的脂肪代谢，反而会加重肝脏负担。

脂肪肝药物治疗大全

目前，治疗脂肪肝的药物很多，主要分为：降脂性药物、护肝去脂药和中医药。

降脂性药物

1. 贝特类

包括氯贝特、苯扎贝特、非诺贝特等。具有降低血浆甘油三酯和抑制其合成、抑制肝胆固醇的合成，同时降低低密度脂蛋白和血尿酸的作用。因此，适合于血浆甘油三酯明显增高和糖尿病伴高脂血症的患者。副作用主要表现为上腹部不适、饱胀烧灼感、食欲下降或轻度腹泻等。

2. 烟酸类

为B族维生素类。烟酸有抑制脂肪组织中脂肪的分解，降低血浆中脂肪酸的水平的作用，从而影响了肝内甘油三酯的合成；烟酸还可使胆固醇的合成减少，其降低甘油三酯的作用比降低胆固醇的作用更为明显，因此可用于治疗脂肪肝。目前常用的烟酸类降脂药有：维生素E烟酸酯。尽管目前新一代的烟酸类药物的不良反应比以前明显减少，但由于其降血脂的疗效远不如氯贝特类确切，因此有人主张不用此类药物。

3. 其他降血脂药

他汀类降脂药可显著改善酒精性脂肪肝患者的肝功能及血脂代谢紊乱。抗氧化剂中的还原型谷胱甘肽、牛磺酸、β-胡萝卜素、维生素E等有利于减轻肝脏脂肪沉积所造成的脂质过氧化性损害，防止肝纤维化形成。

由于许多降脂药可能趋使血脂更集中于肝脏进行代谢，反而促进脂质在肝内的蓄积，并损害肝功能。因此，在无明显高脂血症的患者中，不应长期盲目服用降脂药物。

护肝去脂药

1. 不饱和脂肪酸及磷脂类

如多烯磷脂酰胆碱（易善复）。卵磷脂是生命的基础物质，如果缺乏卵磷脂，酒精和高胆固醇很容易致脂肪肝和肝炎及肝硬化。卵磷脂有解酒作用，可以充分保护肝细胞，同时还可以促进肝细胞的活化和再生，增强肝功能。所以合理地补充卵磷脂能有效地降低酒精性肝硬化、脂肪肝等疾病的患病率。当患肝脏疾病时，肝脏的代谢活力受到严重损伤。多烯磷脂酰胆碱胶囊可提供高剂量容易吸收利用的高能多烯磷脂酰胆碱，这些多烯磷脂酰胆碱在化学结构上与重要的内源性卵磷脂一致。它们主要进入肝细胞，并以完整的分子与肝细胞膜及细胞器膜相结合，对机体的脂肪吸收、转运和多价不饱和脂肪酸的储存起着重要作用，肝脏合成磷脂非常活跃，长期酗酒者的生物膜中不饱和脂肪酸和磷脂类减少，从而影响膜的结构和功能，导致脂质代谢异常和肝脏脂肪沉积。

2. 腺苷蛋氨酸

如思美泰，主要用于治疗胆汁淤积性肝病，腺苷蛋氨酸是存在于人体所有组织和体液中的一种生理活性分子,在维持肝细胞的线粒体结构和功能完整性方面起关键作用。但长期酗酒可使体内腺苷蛋氨酸合成酶的活性下降,其代谢产物生成减少,肝细胞清除自由基抗脂质过氧化的能力减弱。腺苷蛋氨酸治疗酒精性脂肪肝效果较好,但因其价格昂贵限制了其广泛应用。

保肝降酶药

以往认为脂肪肝对肝功能的影响很小,无须服用护肝降酶药物。近年来,随着脂肪肝发病率的不断增高,医学专家发现,对有肝功能异常的患者应该给予护肝降酶药物治疗。比如可选用垂盆草冲剂、护肝片等。但这些降酶类药物突然停药后,可出现转氨酶的反跳。因此,在肝功能正常后应逐渐减量至停用。也可选用甘草甜素类制剂如甘利欣,但由于该药有类固醇样作用,长期服用可升高血糖及血压,不利于脂肪肝的治疗。由于脂肪肝属于一种慢性肝损害,不主张选用联苯双酯类降酶药物。

其他护肝药

1. 熊去氧胆酸

有类似消胆胺的作用,可降低血脂,并可稳定肝细胞膜和抑制单核细胞产生细胞因子。

2. 硫普罗宁

如凯西莱,为一种新型巯基类药物,在参与系列化代谢等方面有重要作用。可防治化学物质所致的肝损伤,加速酒精在体内的排泄,防止甘油三酯的堆积。

3. 水飞蓟类药物

对酒精性和药物中毒性肝损害有较好的疗效。

4. 葡萄糖醛酸内酯

可抑制肝糖原的分解，使肝糖原增加，脂肪储量减少，降低血清转氨酶。

5. 维丙胺

可促进肝细胞再生，降低血脂。

6. 肌苷和肌苷酸钠

可提高辅酶A和丙酮酸氧化酶的活性，改善肝功能、防止脂肪肝。

7. 肝得健

主要成分是磷脂、B族维生素及维生素E等，是目前临床应用较多的药物。它能与肝细胞及细胞器膜结合成生物膜的一部分，从而增加膜的流动性和稳定性，起到保护肝细胞作用。此外还可提高各种依赖性酶活性，促进肝内甘油三酯和胆固醇的氧化代谢。

中医药

许多中草药具有降血脂的作用，如何首乌、丹参、泽泻、川芎、决明子、山楂等；一些中药方剂，如小柴胡汤、四逆散、六味地黄丸对治疗脂肪肝和高血脂症均有一定的疗效。目前治疗脂肪肝较常用的中成药和中药提取物有茶色素、血脂康和脂必妥。

1. 茶色素

是从绿茶中提取的天然有效成分。有较好调节血脂紊乱的作用，可降低血清胆固醇和甘油三酯，还有显著的抗脂质过氧化和清除自由基作用。适用于治疗高脂血症和脂肪肝。

2. 血脂康

以红曲为原料，利用现代生物技术和现代医学手段，选育出能调节血脂的优良菌种制成的中药。能有效防治动脉粥样硬化及由此引发的冠心病、脑血栓等心血管疾病。

3. 脂必妥

主要成分为山楂、白术、红曲等，亦有较好疗效。

中医把脂肪肝按其病机分为肝郁气滞、气滞血淤和痰浊内阻等不同的型别，因此，用中医药进行脂肪肝的治疗应进行辨证施治。

把防治脂肪肝进行到底

对于有“富贵病”之称的脂肪肝大家都不陌生。很多患者得了轻度、中度脂肪肝之后医生通常会告诉他们：注意饮食清淡，不要喝酒，要多运动。但由于脂肪肝患者常常感觉不到身体的特别不适，而医学上对于脂肪肝的治疗也一直没有特效药。因此患者常常不把脂肪肝当作一种疾“病”而掉以轻心，认为：我没有感到什么特别不舒服啊，所以喝一点酒，多吃几块肥肉，少点运动也没有关系。

实际上，人们通常感觉不到肝脏的不适是因为肝脏的代偿能力很强，只要还有30%的肝组织在起作用，仍然可以维持日常生活，所以肝脏又被称为“顽强的器官”。然而，这种“沉默”和“顽强”又常会让人们忽视肝脏，在感觉到肝脏出现问题的时候通常病情已经很重了。

另外，虽然胖人患脂肪肝的比例较大，但是瘦人也可能存在脂肪肝。而且瘦人的脂肪肝比胖人更加危险，因为瘦人患脂肪肝时肝脏细胞通常已经被破坏得相当严重了。

所以，脂肪肝患者对于脂肪肝的治疗一定要给予足够的重视，防治脂肪肝应该遵循以下的原则：

1. 禁酒

如果每天饮酒超过 40 g，5 年可引起轻度酒精性肝损害；每天饮酒超过 80～160 g，5～10 年有 60%的人会发生肝硬化。所以，防治脂肪肝首先应该禁酒。

2. 祛除病因

如控制糖尿病、肥胖、高脂血症等。当然，必须在医生指导下用药，否则可能会“摁下葫芦浮起瓢”，甚至引发副作用。

3. 合理膳食

脂肪肝的成因之一是脂肪的摄入多于支出，所以建议人们少吃过油、过甜的食物，减少淀粉类食物的摄入。脂肪肝患者可伴有维生素缺乏症。饮食中维生素应充足，可选用各种新鲜绿叶菜，含糖较多的土豆、芋头、山药等应尽量少吃或不吃，粉丝、芡粉等应不吃。含糖较多的水果，宜少吃或不吃。

4. 加强运动

肝脏内的脂肪一旦形成就很难排出。降脂类药物只对血液里的脂肪效果明显，对肝脏里的脂肪则显得无能为力。对于轻度脂肪肝或者正常肝脏的保健来说，运动是非常有益的。只有每次运动 40 分钟甚至 1 个小时以上时，才能“动员”肝脏内的脂肪。以游泳、步行、打乒乓球等有氧运动为宜，有氧运动能增加机体能量消耗。注意运动疗法尤其忌讳“三天打鱼，两天晒网”，要坚持每天运动半年以上才可能有较为明显的改善。

5. 综合治疗

目前国内脂肪肝的治疗多以单一疗法为主，患者很难达到彻底消除脂肪肝的目的。脂肪肝的治疗最好采用整合疗法:药物+饮食调理+运动+心理调试。轻度和中度的脂肪肝患者可以少用或不用药物,代以保健食品进行调理,这样可以最大限度减少药物的副作用,努力改变以往的"治肝病反而伤害肝肾"的现象。

脂肪肝防治八问

近年来,非酒精性脂肪性肝病的患病率呈逐渐上升趋势,而且有渐趋低龄化的倾向。然而,人们对脂肪肝的认识尚存有许多疑问,一些行之有效的防治方法至今仍未得到很好的实施。

疑问之一:脂肪肝是病吗?

随着周围人群脂肪肝检出率的增高,大家对脂肪肝抱着轻视的态度,加上很多人都没有明显症状,总认为脂肪肝不算病,至多算是一种亚健康状态,根本无需治疗。

医学界也曾认为,非酒精性脂肪肝是一种肝内脂肪堆积过多的病理状态,不会引起肝炎和肝纤维化。但近年来的大量研究表明,这种看法是不正确的:

(1) 至少20%的非酒精性脂肪肝是非酒精性脂肪性肝炎而不是单纯性脂肪肝,而非酒精性脂肪性肝炎现已明确为隐源性肝硬化和肝癌的重要前期病变,并为肝衰竭的病因之一。

(2) 即使是单纯性脂肪肝,由于脂肪肝比正常肝脏脆弱,较易受到药物、工业毒物、酒精、缺血以及病毒感染的伤害,从而导致其他类型肝病发生率增高。

(3) 对于超重和肥胖者而言,脂肪肝的出现可能提示"恶性肥胖",因为这种人很容易发生高脂血症、糖尿病和高血压,最终发生冠心病、脑中风的概率也会显著增加。

因此，无论是从肝病还是从糖尿病和心脑血管疾病防治的角度，都应认为非酒精性脂肪肝是一种疾病，其科学命名应为非酒精性脂肪性肝病。即使是健康查体发现的无症状性脂肪肝亦不能掉以轻心，应及时到医院诊治。

疑问之二：脂肪肝可以治愈吗?

许多脂肪肝患者曾长期就诊于多家医院，尝试了不少药物，但就是不见好转，因而悲观地认为脂肪肝不可能治愈。

事实上，单纯性脂肪肝是各种肝毒性损伤的早期表现，如能及时去除病因和控制原发疾病，肝内脂肪沉积在数月内就可完全消退。例如酒精性脂肪肝戒酒绝对有效；多数药物和工业毒物性脂肪肝，在及时停药或脱离有毒工作环境后亦可康复；营养不良性脂肪肝在补充热量和蛋白质后即可好转；而肥胖性脂肪肝如能有效控制体重和减小腰围则肝内的脂肪沉积亦可很快消退。

但是如果单纯性脂肪肝已发展为脂肪性肝炎，则病变完全康复常需半年乃至数年以上时间，少数患者即使去除病因仍可进展为不可逆转的肝硬化。因此，应加强脂肪肝的早期诊治，部分脂肪肝患者难以康复的原因可能是治疗不及时或治疗方法不当及疗程不够长。

疑问之三：治疗脂肪肝就是服用保肝药物吗?

许多患者经常辗转于各大医院或药房询求治疗脂肪肝的特效药物，事实上至今国内外尚未发现治疗脂肪肝的灵丹妙药，而防治肥胖性脂肪肝这类现代都市病，通过节食、锻炼等措施减肥比保肝药物治疗更为重要，尤其是单纯性肥胖性脂肪肝。

对于伴有转氨酶升高的非酒精性脂肪性肝炎,减肥则是确保保肝药物起效的重要前提条件。过去大家都比较轻视减肥,连许多临床医生亦错误认为服药就能治疗脂肪肝。

其实,在脂肪肝的综合治疗中,保肝药物只是一种辅助治疗措施,主要用于伴有转氨酶升高的脂肪性肝炎患者,是一个短期的强化行为;而需要病人长期高度重视和调整的,是病人的饮食、运动和不良行为的修正。这些非药物治疗措施需要贯彻终身,否则脂肪肝就是治好了也会复发。

因此,脂肪肝病人一定要了解主动参与治疗的重要性,力争找出并纠正自己不良的饮食和生活习惯,千万不要以为单纯依靠花钱买药就可求得健康。

疑问之四:脂肪肝是不是就要服用降血脂药物?

尽管高脂血症与脂肪肝关系密切,但两者之间通常并非因果关系,至今国内外尚无降血脂药物能够有效减少肝脏脂肪沉积的正规临床试验。为此,有了脂肪肝并非都得服用降血脂药物,而降血脂药物应用不当有时非但不能减轻脂肪肝,反可加重肝脏损伤。

目前认为:

(1) 脂肪肝假如不伴有高脂血症,就不要采用降血脂药物。

(2) 有脂肪肝又有高脂血症,需根据高脂血症的原因、程度以及发生动脉硬化性心脑血管病变的概率,酌情决定是否要用降血脂药物。如果是酒精中毒引起的,那么戒酒对降低血脂和减轻脂肪肝都有好处;如果是药物引起的,能停药则尽量停药,假如不能戒酒或停药而血脂增高又不是太明显就不要管它，因为你“管”它就可能会增加肝脏负担。

(3) 对于肥胖、糖尿病引起的高脂血症，如果血脂不是很高，主要通过节食、运动等控制体重和血糖来调整血脂和防治脂肪肝；如果治疗 3～6 个月后，血脂还是较高则可使用降血脂药物，但常需适当减量或同时联用保肝药物。

(4) 有高脂血症家族史并且血脂增高明显者则要用降血脂药物治疗，因为这个时候降血脂药物可起到“标本兼治”的作用。

疑问之五：脂肪肝伴有转氨酶升高需服用降酶药物吗？

以往人们经常误认为血清转氨酶增高就是肝炎，而肝炎则都是病毒性的，有传染性。只要转氨酶降至正常，那么即使是病毒性肝炎也不用害怕。为此，国人一旦发现转氨酶升高，往往就急于用药物使转氨酶降至正常，从而恢复“正常生活”。殊不知这种做法只是自欺欺人，因其可隐盖病情并放松实施基础治疗而易导致肝病恶化。

流行病学调查表明，有脂肪肝的成人或是儿童，健康检查发现的转氨酶增高主要与肥胖和脂肪肝有关，而这种转氨酶增高并无传染性。在 3～6 个月内体重下降 5%～10%，就可使肥胖性脂肪肝患者增高的血清转氨酶降至正常水平。有报道称，体重每降低 1%，转氨酶下降 8.3%；体重下降 10%，增高的转氨酶基本恢复正常，伴肿大的肝脏回缩和脂肪肝逆转，而体重居高不下者转氨酶往往持续升高，即使应用保肝和降酶药物也难以奏效。

疑问之六：脂肪肝伴有转氨酶升高就要休息吗？

临床上，大约10%的非酒精性脂肪性肝病患者存在血清转氨酶增高，这种情况与急性病毒性肝炎不同，非酒精性脂肪性肝炎无需休息和加强营养，亦不需采取相关消毒和隔离措施。然而，患者往往以为要少活动、多休息，结果造成体重和腰围有增无减，而血清转氨酶异常和脂肪肝持续存在。

流行病学调查表明，肥胖性脂肪肝伴有转氨酶升高与饮食结构西化和多坐少动的生活方式关系密切，而在节制饮食的同时，每周坚持150分钟以上中等量的有氧运动是最为有效的治疗措施。因此，脂肪肝伴有转氨酶升高的患者非但不要加强休息，反而需要加强锻炼。脂肪肝患者最好的锻炼措施是大步快走，每次至少3千米，每周5次以上。

疑问之七：慢性病毒性肝炎合并肥胖性脂肪肝抗病毒治疗最为重要吗？

我国是慢性乙型肝炎病毒感染大国，近年来肥胖性脂肪肝患者又不断增多，两病合并存在的概率越来越高。对于肥胖、脂肪肝、乙型肝炎病毒感染伴有转氨酶升高患者的治疗，大家通常想到的就是用抗病毒药物。事实上，患者的肝脏损害并不都是由病毒感染引起的，如果不是由病毒感染引起的，怎么抗病毒都没有用。此外，即使是乙型肝炎，肥胖和脂肪肝的存在也会大大降低抗病毒治疗成功的概率。

因此，在慢性病毒性肝炎与肥胖性脂肪肝并存时，应首先考虑减肥治疗。如果减肥后患者的转氨酶和脂肪肝恢复正常，那么其主要矛盾就是肥胖而非病毒感染，此时就无需抗病毒治疗；如果减肥治疗半年后，患者转氨酶持续异常则再进行抗病毒治疗也不迟，毕竟控制好自己的体重比较容易做到，而抗病毒治疗疗程长、成本大，成功率却低。

疑问之八：肥胖性脂肪肝患者应多吃水果吗？

新鲜水果富含水分、维生素、纤维素和矿物质，经常食用无疑有益于健康。然而，水果的保健作用并非是越多越好。因为水果含有一定的糖分，长期过多进食可导致血糖、血脂升高，甚至诱发肥胖。因此肥胖、糖尿病、高脂血症和脂肪肝患者不宜多吃水果。

我们应时刻考虑膳食热量过剩可能对健康带来的危害，应尽可能选用苹果、梨等含糖量低的水果，且用量不能太多，必要时以萝卜、黄瓜、西红柿等蔬菜代替水果，尽量在餐前或两餐之间饥饿时进食水果，以减少正餐进食量。同理，富含蛋白质和钙的牛奶适量饮用有益于健康，但是睡前一杯牛奶因易导致热量过剩，对于肥胖性脂肪肝患者可能就不合适。

总之，对于温饱解决以后的广大群众而言，缺少的不是“营养(热量)”，而是运动；急需的不是补品和药物，而是科学的生活方式。当前只要我们做到“少吃、多动，少饮酒、慎用药”，就一定能够有效控制脂肪肝日益严重的流行现状。

降脂切莫一降了之

脂肪肝已经成为当今社会的常见病。脂肪肝严重时，会导致脂肪性肝炎、脂肪性肝纤维化，甚至是肝硬化，严重威胁健康。脂肪肝患者中，约有 1/3 的人伴随血脂升高。

这类病人能不能把希望全寄托在降脂药物上呢？答案是否定的，脂肪肝患者不能盲目服用降脂药，否则不但不能治好脂肪肝，反而会使其加重。

原来，降脂药之所以能够调节血脂，是通过肝脏来起作用的。肝脏健康时，降脂药才能很好地发挥作用。但脂肪肝患者的肝细胞已经受损，降脂药的作用也因此而减弱。此外，降脂药一般在肝脏代谢，“是药三分毒”，脂肪肝患者使用降脂药，可能会使肝细胞内脂肪积聚加剧、肝脏肿大、转氨酶升高，部分患者还可能会出现黄疸，加重肝脏的损伤。另外，并非所有脂肪肝患者的血脂都增高。对于血脂不高的脂肪肝患者服用降血脂药，是没有任何意义的。

脂肪肝患者即使伴有高血脂症，也不要贸然使用降血脂药。这是因为，多数降血脂药可促使血液中的脂质集中到肝脏进行代谢，患了脂肪肝的肝脏原本就存在脂肪代谢障碍，对从血中突然到来的脂质更加难于处理，只能将其再度堆积在肝脏内，这无疑会加重脂肪肝。另外，医生们还观察到，长期滥用降血脂药者可发生门静脉炎、门静脉周围纤维化，甚至可促进脂肪肝向肝硬化发展。

伴有或不伴有高血脂的酒精性脂肪肝，治疗的最佳选择理应是戒酒，多数无需服用降血脂药。肥胖症引起的脂肪肝及糖尿病性脂肪肝伴有高血脂时，如无冠心病存在，主要应以控制饮食、增加运动量和治疗原发病为主。单纯性脂肪肝患者，只要认真做到戒酒（包括啤酒）、限制体重和改变不良生活方式，不用任何药物即可恢复正常。

所以，脂肪肝患者不宜首选药物治疗，而应先做好其他“治疗功课”。第一，通过控制饮食、加强运动、缓慢减轻体重来控制病情。需要提醒的是，体重减轻过快可能导致脂肪肝加重。第二，针对病因治疗，对于糖尿病引起的脂肪肝，在治疗时首先要控制病人的血糖水平。当血糖趋于正常时，一些病人的血脂水平会随之降低，直至恢复正常水平。对于饮酒导致的脂肪肝，则是以控制饮酒为主，同时服用一些保肝的药物。一般在 3 个月以后，饮酒者的血脂水平可以恢复正常。第三，中医药也能起到调节血脂的作用，但一定要选择正规的医院。

做好了其他的“治疗功课”，脂肪肝患者的血脂水平还是很高时，才可考虑使用降脂药，但必须严密观察。目前，降脂药主要有如下几种：他汀类药物，如立普妥、舒降之、普拉固等，主要降低胆固醇；贝特类药物，主要降低甘油三酯；烟酸类药物，降低肝内甘油三酯。此外，深海鱼油、卵磷脂也能起到一定的功效。如果病人的血脂指标只有一项增高，那么只需要选择一种针对性强的药物即可。

脂肪肝病人在使用降脂药物时，一定要在医生的指导下，坚持小剂量、严密观察、谨慎使用的原则。疗程一般 1～2 个月，如果没有效果，就得停止使用。在服用药物的过程中，每隔半个月，要查一次肝功能，尽量减轻或避免药物对肝脏的损害。

药物也会引起脂肪肝

对于脂肪肝，很多人的认识是“好的吃多了”，“肝里都是油”。实际上，任何原因引起肝细胞甘油三酯合成与极低密度脂蛋白分泌之间失去平衡，均可导致脂肪在肝细胞内储积，形成脂肪肝。但是，有些脂肪肝并不是由营养过剩或饮酒引起的，而是由服用大量药物引起的。因为有些药物会通过抑制肝内脂肪酸的利用等而导致脂肪肝，即使体重正常、血糖和血脂均正常的个体也可能发生药物性脂肪肝。

药物大多需经过肝脏代谢、肾脏排泄，虽然肝脏负责解除药物毒性，但其本身也会中毒，特别由于人类的个体差异较大，部分病人在疗程中会产生各种毒副作用。因此如果吃药不当，肝脏是最先受害的器官，药物性肝损害约占成人肝炎的10%，在50岁以上肝炎病人中甚至可达40%以上，肝细胞脂肪病变是药物性肝损害的常见类型。引起肝损害的药物种类很多，且随着新药的不断问世，药物性肝损害的发病率也会日益增加。

一般药物性肝损害在用药后2周内发病的占50%～70%，在8周内发病的可达80%～90%，在3个月以上发病的很少。据现有的资料分析统计，有数十种药物可能与脂肪肝有关，如长期大剂量使用肾上腺糖皮质激素、四环素、雌激素、三苯氧胺、门冬酰胺酶、胺碘酮、甲氨蝶呤、硝苯地平、丙戊酸钠等。

对于药物引起的脂肪肝，一般采取减量或停药措施。如果确实因治疗需要不能停药，而且血脂增高不是太明显，就不用去管它，同时可配合保肝药物的应用，如益肝灵、肝得健、维生素E等。一般不主张用降血脂药物，因为弹性酶、氯贝丁酯等降血脂药物有时非但不能防治脂肪肝，反而可诱发和加剧脂肪肝。

防止发生药物性脂肪肝，患者应注意以下几点：

(1) 在服药时应向医生问清楚药物有什么副作用，服药前要仔细阅读药品说明书。尤其对一些可能引起肝脏损害的药物要提高警惕，注意观察用药后的反应，定期检测血脂和肝、肾功能状况。

(2) 吃任何药物(包括中草药、补药)之前，向医师或药师询问，所服用的药物，有没有可能产生肝毒性。中草药、补药也是药，千万不要以为这些药就是“药性温和”，不会有肝毒性。只要是药，就有可能产生肝毒性。不少宣称可以“保肝”或“强肝”的偏方，事实上反而有肝毒性，请大家务必要小心。

(3) 养成详细记录用药(包括中草药、补药)的习惯。详细的用药记录，可以帮助医师判断肝病是不是与药物有关。

(4) 有些药物单独服用其肝毒性不大，但合并服用有可能加强肝毒性。所以，每次就诊，应向医师详细说明目前服药的情况。

(5) 服用药物时坚决戒酒，因为酒精会增强药物的肝毒性。

中药治疗脂肪肝

脂肪肝是现代疾病中较为常见的一种病症。随着对降脂中药的深入研究和开发利用，中药治疗脂肪肝取得了可喜进展，临床实践证实有显著疗效。

脂肪肝的发病机理以气滞血淤为本，以肝胆湿热为标。以饮食不节、情志抑郁、肝失疏泄为诱因，以气滞于内、肝络阻塞、脾失健运、浊壅不行、气血痰淤互结于胁下而为病。故常分为以下四种类型。

1. 气滞型

患者伴胁肋胀痛，肝区不适，情志抑郁者，治宜疏肝解郁、行气和中。基本方如：枳壳、甘草各 6 g，白芍、泽泻各 15 g，柴胡、当归、茯苓、白术各 10 g。水煎服，每日 1 剂。

2. 血淤型

患者伴肝区刺痛，舌紫暗或兼见淤斑、淤点者，治宜疏肝养血、活血化淤。基本方如：桃仁、川楝子、元胡、草决明各

6 g，五灵脂、丹参、川芎各 10 g，山楂 15 g。水煎服，每日 1 剂。

3. 湿热型

兼有胁胀腹满、脘闷纳呆、舌苔腻的脂肪肝患者，治宜祛湿化浊、分清畅中。基本方如：苍术、青皮各 10 g，厚朴、陈皮、甘草各 6 g，车前子、泽泻各 15 g，荷叶 20 g。水煎服，每日 1 剂。

4. 痰淤型

患者兼见形体肥胖，肝功能异常，舌紫暗、苔腻者，治宜柔肝养血、化浊消淤。基本方如：青黛、栀子、首乌、䗪虫各 15 g，昆布、大黄各 10 g，茵陈、郁金各 6 g。水煎服，每日 1 剂。

在辨证分型的基础上，还应区分脂肪肝的不同性质加减用药。酒精性脂肪肝可酌加郁金、栀子；肥胖性脂肪肝可酌加草决明、山楂、泽泻、荷叶；糖尿病性脂肪肝可酌加生地、葛根、天花粉、沙参等；肝炎后脂肪肝可酌加贯众、重楼、茵陈、川楝子等，以除余邪、补正气，增强机体抗病能力。用中药治疗脂肪肝非三五剂可收功效，疗程应在 1～3 个月为宜。

肝硬化

肝硬化是各种原因所致的肝脏慢性、进行性的弥漫性改变。它是各种肝损伤共同的终末阶段，是由多种原因引起的肝纤维化发展而来。其特点是肝细胞变性和坏死。由于肝硬化早期经过积极防治后可以逆转或不再进展，而晚期将严重影响患者的生活质量，甚至危及生命，因此，积极进行肝硬化的防治非常重要。

引起肝硬化的原因很多，包括病毒性肝炎、血吸虫感染、慢性酒精中毒、代谢和遗传性疾病、肝脏淤血、胆汁淤积、循环障碍、营养不良、药物或化学毒物等。我国主要以病毒性肝炎为主，其次为血吸虫病，但酒精性肝硬化有增高趋势。

肝硬化临床上分为代偿期和失代偿期。代偿期也可称为肝硬化早期，可无症状，常规肝功能检查正常。当有临床症状时，肝硬化大多已进入失代偿期，主要有倦怠、乏力、纳减、腹肿、两胁痛、肝功能显著减退，同时，肿大的肝脏常会缩小，且出现腹水、浮肿、黄疸、发热等。

肝硬化的治疗原则

目前，肝硬化的治疗以综合治疗为主。肝硬化早期以保养为主，以防止病情进一步加重；失代偿期除了保肝、恢复肝功能外，还要积极防治并发症。一般来说，治疗原则如下：

1. 合理饮食及营养

肝硬化患者合理饮食及营养，有利于恢复肝细胞功能，稳定病情。优质高蛋白饮食，可以减轻体内蛋白质分解，促进肝脏蛋白质的合成，维持蛋白质代谢平衡。如肝功能显著减退或有肝性脑病先兆时，应严格限制蛋白质食物。足够的糖类供应，既可保护肝脏，又能增强机体抵抗力，减少蛋白质分解。当肝功能减退，脂肪代谢障碍时，要求低脂肪饮食，否则易形成脂肪肝。而高维生素及微量元素丰富的饮食，可以满足机体需要。

2. 改善肝功能

肝功能中的转氨酶及胆红素异常多显示肝细胞受损，应按照肝炎的治疗原则给予中西药结合治疗。合理应用C、B族维生素、肌苷、益肝灵、甘利欣、茵栀黄、黄芪、丹参、冬虫夏草、灵芝及猪苓多糖等药物。

3. 抗肝纤维化治疗

近年国内研究，应用黄芪、丹参、促肝细胞生长素等药物治疗肝纤维化和早期肝硬变，取得较好效果。青霉胺疗效不确定，不良反应多，多不主张应用，秋水仙碱抗肝纤维化也有一定效果，但毒性较大，应在医生指导下使用。

4. 积极防治并发症

肝硬化失代偿期并发症较多，如食管-胃底静脉曲张、腹水、肝性脑病、并发感染等，均可导致严重后果。治疗上应该根据患者的具体情况，选择行之有效的方法。

肝硬化有特效药吗?

肝硬化是由一种或多种因素反复损伤肝细胞实质，致使肝细胞弥漫性变性，广泛纤维化伴结节形成。肝硬化按病因可分为肝炎后肝硬化、酒精性肝硬化、药物性肝硬化、代谢疾病引起的肝硬化、淤胆型肝硬化及血吸虫性肝硬化等。按病情可分为代偿期和失代偿期。根据肝功情况可分为活动期和静止期。

得了肝硬化就是得了绝症吗？近年研究发现，肝纤维化、肝硬化是一个缓慢发生、发展的过程，若能早期发现并积极干预治疗，纤维化是可以逆转的，早期肝硬化也是可以控制的。

近年来，各国医学家利用分子生物学、细胞生物学理论和方法对基因水平、蛋白水平进行了大量的实验研究。目前认为：肝脏内胶原纤维的增生与降解是一个动态平衡的过程，合成与降解孰强孰弱，决定着肝脏纤维化的发展速度，如果能够对合成进行人为的抑制，对降解加以促进，就可以使肝纤维化逆转。这一研究结果，从根本上改变了将肝硬化一律视为不治之症的传统观念。得了肝硬化也不要丧失信心，无论是医生还是患者，均应采取积极的态度，对已经有硬化表现的肝脏，进行详细的考察，必要时应进行肝穿刺，针对不同病情，不同阶段，采用不同的综合治疗措施，而不能坐等各种合并症的到来。只要治疗及时得当，即使发生了肝硬化，病人也能很好地生活数年、数十年。

治疗肝硬化有特效药吗？我国医学家利用中医药的特殊优势，经过大量的动物实验和临床研究，在中西医结合治疗肝硬化方面看到了可喜的苗头，特别对肝硬化腹水这一肝脏功能失代偿期的主要并发症，近来在中西医结合治疗方面效果显著。但迄今为止，国际、国内尚没有一种公认的治疗肝硬化的特效药。因此，提醒广大乙肝、肝硬化患者，千万不要轻信广告宣传而盲目用药，以免治不好病反增加肝脏负担，使病情恶化。

得了肝硬化病，最重要的还是去正规医院找专科医生诊治。肝硬化并不可怕，最可怕的却是患者失去治疗的信心。

中药治疗肝硬化

目前治疗肝硬化的西药虽然不少，但大多数疗效尚难肯定。自 20 世纪 70 年代中期开始，国内医学专家根据中医理论及临床经验，开展中医药防治肝硬化及抗肝纤维化治疗研究，迄今的研究表明，中医药在抗肝纤维化、肝硬化治疗中具有一定的优势。下面介绍一些主要的研究成果：

1. 强肝软坚汤

能益气健脾利湿、养阴活血散结。由黄芪、白术、茯苓、生地、白芍、丹参、当归、郁金、丹皮、栀子、鳖甲、茵陈等组成。有学者采用四氯化碳腹腔注射制备大鼠肝硬化模型，以自体肝活检的方法进行了 3 年的实验研究，经长时期应用强肝软坚汤后，肝硬化固有的形态学特征消失；而对照组动物在停止注射四氯化碳一年后虽有一定程度的恢复，但以后又有恶化倾向，直至两年半后仍呈现肝硬化的病理特征。

2. 复方 861(又称复方丹参合剂)

由黄芪、丹参、鸡血藤等 10 味药物组成。临床治疗慢性乙型肝炎伴肝纤维化患者。

3. 首乌黄芪解毒汤

由制首乌、生黄芪、灵芝、丹参、当归、赤白芍、杞子、甘菊花、玫瑰花、绿梅花、泽泻、生山楂、垂盆草等组成。能扶正解毒，理气活血，治疗慢性乙型肝炎、肝纤维化、肝硬化已 10 多年，疗效较为确切。

4. 扶正化淤 319 方

益精养肝、活血化淤。由虫草菌丝、松黄、丹参及桃仁等6味药物组成。该方对慢性乙型肝炎,尤其在抗肝纤维化方面具有良好的治疗效果。

5. 大黄䗪虫丸

活血化淤,养阴润燥。适用于血淤症明显的病人。

6. 丹参

近年来已较广泛用于早期肝炎后肝硬化的治疗。临床上用丹参注射液治疗慢性乙型肝炎伴早期肝硬化,药物能有效地改善纤维化的病理改变。

7. 汉防己

行水、泻下焦湿热。主治水肿肿胀。汉防己甲素为钙通道阻滞剂,具有解热镇痛、降压、抗菌、抗癌等药理作用。临床上用此治疗肝炎后肝硬化。

8. 虫草菌丝

虫草菌丝可显著提高肝炎后肝硬化患者的血清白蛋白含量,可显著提高肝组织胶原酶活性。

中医讲究辨证施治,对不同的肝硬化患者应给予不同的组方。因此,肝硬化患者在进行中药治疗时,不能盲目擅自用药,一定要到正规医院请专家科学治疗。

胆道疾病

胆囊就是人们常说的“苦胆”，其形状像个“鸭梨”，是储存胆汁的“仓库”。胆囊具有收缩和储存胆汁的功能。平时肝脏分泌的胆汁先流入胆囊，通过黏膜吸收水分，使胆汁浓缩，并储存起来。未浓缩的胆汁呈金黄色，浓缩后的胆汁呈墨绿色。进食时(特别是进脂肪性食物时)胆囊收缩，胆汁经胆囊管、胆总管流入十二指肠内，协助脂肪消化。

胆道疾病最常见的是胆石症和胆囊炎，而胆石症和胆囊炎又有密切的联系。胆囊若受到细菌的入侵而发炎，胆液中的胆固醇或胆红素钙就会乘机沉淀下来形成结石。同样，如果胆囊管被结石阻塞，造成胆汁滞留于胆囊内，又可为细菌生长繁殖创造条件，引发胆囊炎。由此可知，胆结石可以引起胆囊炎，而胆囊炎又可导致胆结石，两者互为因果。

目前对胆石症和胆囊炎的治疗分为非手术治疗和手术治疗。非手术疗法的手段很多，诸如中药、针灸、耳压、口服溶石药物、体外震波碎石等；当患者临床上出现了严重的梗阻、感染和黄疸，发生中毒性休克及肝脏并发症，或是胆道梗阻，长期感染反复发作，经过非手术治疗无效时，可考虑手术治疗。

胆石症的药物治疗

胆囊是储存胆汁的“仓库”。当进食后，尤其是吃鸡蛋、肥肉、油炸及油煎食品后，胆囊就会发生强烈的收缩，把“仓库”内储存的胆汁通过胆囊管再经胆总管排入肠道，以帮助食物消化。胆囊管口径非常细小，很容易被结石、蛔虫卵或蛔虫残体阻塞，造成胆汁滞留于胆囊，为细菌的生长、繁殖创造了条件，此时若肠道细菌逆行进入胆囊，则会发生感染引起胆囊炎。胆囊发炎，胆液中的胆固醇或胆红素钙就会乘机沉淀下来形成结石，医学上称为“胆石症”。

胆石症的症状很大程度上取决于结石的大小、部位、动态，是否并发感染及造成阻塞的程度。胆囊结石一般不产生绞痛，常有右上腹胀闷不舒之感，伴嗳气、恶心、大便不调等消化不良症状，当进食油腻食物后更加明显。总胆管结石或胆囊结石移动至胆管时，常有胆绞痛发生，多在饱餐或进高脂餐后数小时内以及腹部受到震动后发作。开始时右上腹持续钝痛，以后阵发性加剧，难以忍受，疼痛常放射至右肩胛或右背部，伴恶心呕吐、面色苍白、大汗淋漓、弯腰打滚，发作后还可有发热、黄疸等症状出现。

胆石症一经确诊，应在医生指导下进行治疗。目前，对胆石症的保守治疗，一是饮食，二是药物。对一般无明显症状的患者，治疗以科学饮食为主，不吃或少吃油腻、煎炸食物，禁食动物内脏，蛋黄也应适当少吃。对有症状或间断发作的病人，除注意上述饮食外，还必须应用药物治疗，一般选用消炎利胆药，必要时用解痉止痛药。

治疗胆石症常用的西药有：

1. 溶解胆石药物

(1) 鹅去氧胆酸：长期使用对溶解胆固醇结石有效，但易引起腹泻。

(2) 熊去氧胆酸：维持治疗 6 个月至 1 年，对胆固醇结石有效，无腹泻等副作用，有效率比鹅去氧胆酸略高。

2. 增进胆汁排泄药物

(1) 50%硫酸镁：每日 3 次，饭后服用 10 mL，能松弛胆道括约肌。

(2) 牛胆酸钠：每次 0.2 g，每日 3 次，餐后服。

(3) 利胆醇：每次 0.1～0.2 g 口服，每日 3 次，餐后服。

(4) 去氢胆酸：每次饭后 0.25 g，每日 3 次。胆道完全阻塞和严重肝、肾功能障碍者忌用。

3. 抗感染药物

合并急性感染时，应使用抗感染的药物及时控制炎症。

胆石症也可选择中药进行治疗。中医认为胆石症属于中医胁痛、黄疸等病的范畴，可分以下两型辨证治疗。

(1) 肝郁脾虚型：症状较轻，多为结石相对静止期或稳定期，即多不伴明显感染与梗阻。症见右上腹胀闷不适，或时有隐痛，食欲不振，大便不调，恶心，口苦，舌淡尖红，苔白或微黄，脉弦细。

治宜：疏肝利胆健脾。

可服：调胃舒肝丸、胆石通、茵陈五疸丸、四逆丸、二陈丸等。

(2) 肝胆湿热型：临床症状较重，多为结石发作期，常伴不同程度的感染或梗阻。症见右上腹持续性胀痛，或痛引肩背，伴恶心呕吐或发热，或黄疸，尿色如茶，舌红苔黄腻，脉弦或滑数。

治宜：疏肝利胆，清热利湿。

可服：黄疸茵陈冲剂、肝胆炎片、利胆排石片、利胆片等。

慢性胆囊炎用药漫谈

慢性胆囊炎是指胆囊的慢性炎症。是胆囊的一种最常见的疾病。一般多由急性胆囊炎未彻底治愈引起。慢性胆囊炎者，临床表现不如急性胆囊炎那么典型，模糊不清，平时可以无任何表现，或只有轻微的类似胃病的一些表现，如右上腹部隐痛、腹胀(即肚子发胀)、嗳气和厌油腻等消化不良表现，若触摸右上腹部(胆囊所在区域)常有触痛感。慢性胆囊炎常反复急性发作，发作时疼痛难忍，十分痛苦。若曾被医院确诊为“慢性胆囊炎”的病人，而又经长时期的药物治疗，效果不好，反复发作，应考虑早日住院手术治疗，以彻底根治。

慢性胆囊炎药物治疗主要以利胆和消炎两类为主。

常用利胆的药物可选用：

50％硫酸镁、去氢胆酸片、胆酸钠、舒胆通等。这些药物可任选一种或两种进行配伍使用。利胆消炎的中成药可选择如消炎利胆片。若发生炎症时，可加用抗感染药物治疗，但必须足量。

由于慢性胆囊炎常伴有消化不良，可加用助消化药物如：多酶片、乳酸菌素、酵母片等。若发生腹痛或恶心、腹胀时，可选用胃复安等。

若发现肠寄生虫、虫卵时应进行驱虫治疗。

值得注意的是慢性胆囊炎患者平时无症状时，仍应注意饮食，不宜多食用含有脂肪、胆固醇成分过多的食物，以防止诱发。若慢性胆囊炎急性发作时腹痛严重，并伴有明显的皮肤发黄，呕吐剧烈时，应及时送医院治疗。

胆结石、胆囊炎的中药治疗

中医认为，胆结石、胆囊炎属“胁痛”、“黄疸”等范畴，因情志不畅，过食肥甘油腻等导致肝气不舒，脾失健运，湿热内生，热煎胆汁，凝结成石，石阻胆道，遂生诸证。不同类型的胆结石、胆囊炎因表现的证候不同而有不同的治法。

1. 胆结石、慢性胆囊炎

间断右上腹或胃脘部隐痛，向右肩背放射，多因生气或油腻进餐引发或加重，有时可突发右上腹绞痛(这是因为结石嵌顿所致)，食欲不振，大便不爽，舌红苔白，脉弦。

辨证为：肝胆郁滞，腑气不畅。

治宜舒肝利胆，理气通腑。常用药：柴胡、香附、郁金、枳实、厚朴、木香、黄芩、白芍、金钱草、大黄、当归、甘草等。疼痛重者可加玄胡、川楝子；食欲差者可加陈皮、竹茹；大便干燥可加大大黄用量或酌加玄明粉。发病期间应忌食油腻，保持心态平和。

2. 胆结石伴急性胆囊炎、胆管炎

起病急，右上腹或胃脘疼痛向右肩背放射，不思饮食，进食则腹痛加重，或呕吐，发热，或有寒战，有时出现黄疸，尿少色黄，大便秘结。右胁下或胃脘区疼痛拒按，有时可触到肿大的胆囊，肝区叩痛明显，舌质红，苔黄腻，脉弦数或滑数。白细胞常在 12×10^4/L 以上。

辨证为：肝胆郁滞，湿热蕴结。

治宜清利肝胆，理气通下。常用药：金钱草、虎杖、蒲公英、黄芩、郁金、川楝子、茵陈、柴胡、白芍、大黄、玄明粉等。腹痛剧烈者加元胡；恶心呕吐者加生姜、半夏；高热不退加生石膏。病人应禁食，有条件应下胃管行胃肠减压，输液，并可于右上腹外敷清热解毒，活血化淤软膏，以促使炎症消退。

3. 坏疽性胆囊炎、急性化脓性梗阻性胆管炎

胆管疾病到了这一阶段最积极的措施应是手术治疗，但有些病人存在手术禁忌情况，或当地无手术条件，只能采取保守治疗。中医将此类证候称为火毒型，主要表现为：右上腹及胃脘区剧痛，甚至痛遍全腹，高热不退，黄疸，便秘。体检：血压有下降趋势，甚至休克，腹肌紧张拒按，舌质红绛，舌苔黄厚腻，脉弦数或细数。

辨证为肝胆郁滞，火毒蕴结。

治宜清利肝胆，泻火解毒。常用药：茵陈、虎杖、栀子、蒲公英、龙胆草、柴胡、黄芩、黄连、生大黄、玄明粉、生地、生石膏。高热神昏者可加服安宫牛黄丸；怕冷自汗，脉沉细者可加麦冬、石斛、天花粉；有出血倾向的可加水牛角、赤芍、丹皮；出现休克可加人参、附子。

上述的三种综合征，实际上是胆结石、胆囊炎逐渐加重的三个阶段，在三个阶段的治法中始终贯串一个原则就是舒肝利胆，通腑泻热，这也是中医治疗胆结石、胆囊炎的基本法则。

胆囊炎、胆石症用药应注意哪些问题？

药物治疗是胆囊炎、胆石症是非手术治疗的重要手段，在用药时，患者要注意以下问题。

急性胆囊炎或胆石症急性发作期的病情较重，应禁食，去医院输液或解痉止痛治疗，可用阿托品 1 次 0.5 mg 解痉，强痛定肌内注射止痛。

应用利胆药要同时给予抗感染治疗，一般首选广谱抗生素，可选服氨苄西林、头孢羟氨苄或头孢拉定；病情重者可用头孢哌酮静滴。

胆结石的溶解时间需 3 个月至 2 年，对妇女、体瘦者、胆结石直径小于 15 cm 的结石，药物的溶解率可达 80%，最好每 6 个月做 1 次超声波检查，对尚未完全溶解的病例，宜继续治疗 3 个月。

服用利胆药期间，应尽量多喝水，以避免过度腹泻脱水。

利胆药是怎样治疗胆石症的？

在治疗胆石症的药物中，利胆药是临床应用最多的。利胆药按照作用方式可分为促胆汁分泌药和促胆汁排空药。前者常用的药物有牛磺酸、猪胆汁、牛胆汁、去氢胆酸、熊去氧胆酸、鹅去氧胆酸、利胆素等；后者包括硫酸镁、阿克吐等。那么，为什么利胆药能够治疗胆石症呢？

我们先来认识一下胆汁。胆汁是由肝细胞所分泌，正常人体每天大约能分泌 500～1 200 mL 胆汁，其分泌量随肝血流量的增加而呈比例地增加。胆汁由胆囊吸收其中的水分浓缩到最初容积的 1/10。

胆汁的主要成分为胆红素、胆汁酸、胆盐、胆固醇、卵磷脂以及血浆中的各种无机成分。胆汁排入小肠后，胆盐能激活胰蛋白酶；胆盐、胆固醇、卵磷脂等降低脂肪的表面张力，并使脂肪乳化成微粒；胆汁酸还能和脂肪酸结合，形成脂溶性的复合物，促进脂肪酸的吸收和消化。当胆汁酸、胆盐、胆固醇、卵磷脂等发挥了消化作用后，大部分被肝门静脉回吸，又返回肝脏再次加以利用。这一现象被称作“肝肠循环”。

在胆结石的形成原因中，很大一部分的因素是胆汁酸的“肝肠循环”受到干扰，导致脂肪吸收不良和腹泻，如胆道梗阻、胆道瘘、回肠病变或切除、细菌增生等。从而引起人体内的胆汁郁积，使胆固醇沉淀形成核状，进而结晶，不断聚积形成结石。

利胆药属于能促进胆汁分泌和排出的一类药物。它主要通过引起胆囊收缩，胆总管扩约肌松弛，促进胆汁的分泌，增加胆汁的排出量，机械地冲洗胆道，起到有助于排出胆道内的泥沙样结石和胆结石术后少量的残留结石的作用，另外，利胆药还能间接地改善肝脏功能，促进胆汁中固体成分的分泌。例如，舒胆通（曲匹布通）可以使胆总管扩约肌松弛，促进胆汁的分泌，从而起到解痉和利胆的作用。

因此，对于因胆汁郁积导致高胆固醇而形成胆结石的患者来说，服用利胆药可获得较好的临床效果。

消炎利胆片可以长期服用吗？

消炎利胆片为纯中药复方制剂，长期以来用于治疗慢性胆囊炎、胆道炎，为国家中药重点保护产品。它的疗效确切，患者服用后绝大多数无不适感觉，能觉察到的不良反应甚微，医生对它也十分认可。目前在慢性胆囊炎、胆道炎的保守治疗中几乎无药可与之匹敌。

然而，在科学技术日益进步的今天，一直认为几乎完美无缺的消炎利胆片却被发现同样存在着明显的副作用——长期或较长期(半年)连续按其说明书剂量服用，可导致胆囊萎缩、胆囊收缩功能降低；严重者胆囊完全萎缩，功能丧失。对这些副作用患者却往往感觉不到，而经B超检查、比较就会发现，上述现象很明显。

消炎利胆片的这一副作用有轻度的个体差异，服药时间短、萎缩程度轻者停药一段时间后检查，胆囊的形态和功能多数能恢复；重者形成不可逆性损害。因此，医患双方都应对此有所认识。

因此，对于消炎利胆片，不应该长期、大剂量使用，应在有适应症时从小剂量用起，间歇应用，无症状时不用。应该说明的是，消炎利胆片对胆囊、胆道疾病并无根治作用。